AF495712

DE

LA PÉRITYPHLITE

PRIMITIVE

PAR

Louis DAUTEL

Docteur en médecine de la Faculté de Paris.
Ancien interne provisoire des hôpitaux de Paris,
Médaille de bronze de l'Assistance publique (externat 1880).

PARIS

A. DELAHAYE et E. LECROSNIER, LIBRAIRES-ÉDITEURS

2, Place de l'École-de-médecine

1883

DE

LA PÉRITYPHLITE

PRIMITIVE

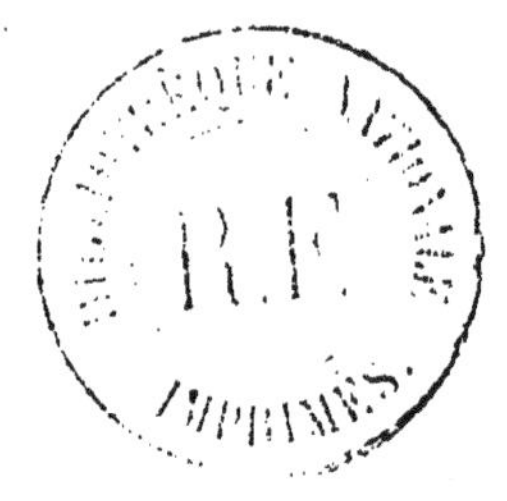

PAR

Louis DAUTEL

Docteur en médecine de la Faculté de Paris.
Ancien interne provisoire des hôpitaux de Paris,
Médaille de bronze de l'Assistance publique (externat de 1880).

PARIS

A. DELAHAYE et E. LECROSNIER, LIBRAIRES-ÉDITEURS

2, Place de l'École-de-médecine

1883

A LA MÉMOIRE DE MON PÈRE BIEN-AIMÉ

A MA CHÈRE MÈRE

Faible témoignage de mon affection.

A MES SŒURS

A M. LE DOCTEUR DEQUEVAUVILLER
Chevalier de la Légion d'honneur.

DE LA
PÉRITYPHLITE PRIMITIVE

INTRODUCTION

Assistant, il y a quelques mois, à une leçon clinique
de M. Bucquoy, à l'hôpital Cochin (1), sur la pérityphlite primitive, rapprochant de l'enseignement de notre
maître quelques faits que nous avions observés, faisant
des recherches sur cette question dans les auteurs clas-
siques et les ayant trouvés pour ainsi dire muets, nous
nous sommes décidé à prendre, comme sujet de thèse
inaugurale, l'histoire de la pérityphlite primitive.

Nous ne nous faisons pas illusion sur les nombreuses
difficultés que nous devrons rencontrer, et sur les objec-
tions qui pourront nous être faites. Nous avons été aidé,
dans notre tâche, par l'enseignement et les conseils de
M. Bucquoy. Qu'il nous soit permis de le remercier ici,
publiquement, et de lui exprimer toute notre reconnaissance.

Le tissu cellulaire, qui tapisse le cœcum en arrière,
s'enflamme fréquemment dans le cours de la typhlite ou
lorsque quelque corps étranger a fait issue hors de l'intestin, et est venu se loger dans la fosse iliaque.

(1) Reproduite dans l'Union médicale, 1883, nos 61 et 64.

Il en est de même du tissu cellulaire qui entoure le rein et qui s'enflamme souvent à la suite de la pyélite ou de la pyélo-néphrite surtout calculeuse.

Mais à côté de l'inflammation secondaire, consécutive à une altération de l'organe, on rencontre l'inflammation primitive du tissu cellulaire péri-cœcal comme on rencontre l'inflammation primitive de l'atmosphère du rein. Ce rapprochement est d'autant plus permis que ces deux affections sont souvent déterminées par les mêmes causes : coups, refroidissement, fatigue, etc.

La pérityphlite primitive existe donc. La difficulté la plus grande est de la distinguer de la pérityphlite secondaire, de la typhlite ou inflammation du cœcum. Si à la période d'état, les symptômes sont à peu près les mêmes, il faut observer de plus près le mode de début, la marche et la terminaison de la maladie, pour en établir le diagnostic. Il faut aussi tenir compte du terrain sur lequel on la rencontre ; c'est en effet sur les jeunes gens, de préférence à l'époque de l'adolescence, qu'on observe la pérityplite ; aussi a-t-on pu lui donner, avec une certaine raison, le nom de pérityphlite des adolescents. Ce n'est pas à dire qu'on ne puisse l'observer plus tard ; mais elle devient alors de plus en plus rare.

On a fait l'objection que le tissu cellulaire péri-cœcal ne pouvait pas s'enflammer spontanément, primitivement, qu'il y avait toujours en même temps typhlite. A cela nous répondrons : dans le cours de la typhlite, on voit survenir un certain nombre de symptômes, qui indiquent qu'il y a complication de pérityphlite, diagnostic confirmé souvent par la formation d'une collection purulente dont le siège existe en dehors du cœcum. Si donc on voit survenir tout d'un coup, à la suite d'un refroidissement, d'une fatigue, d'un mouvement brusque, ces mêmes symptômes, observés dans le cours de la typhlite, n'est-on pas en droit de conclure que le tissu cellulaire péri-cœcal est enflammé le premier, avant toute altération du cœcum lui-même? Dans la majorité des cas l'examen nécroscopique est impossible, la pérityphlite se terminant rarement par la mort. Ces faits, d'atteindre de préférence les jeunes gens, de se terminer presque toujours par la guérison plus ou moins complète, en font une affection véritablement à part, et qui mérite une description spéciale.

Une autre objection, qui peut nous être adressée, est que l'affection que nous décrivons n'est autre chose qu'un phlegmon iliaque sous-péritonéal ou sous-aponévrotique. C'est vrai; nous convenons parfaitement que la distinction est impossible à faire. Cependant un phlegmon iliaque, occupant toujours la fosse iliaque droite, peut bien reconnaître au voisinage du cœcum une certaine influence. C'est ce que nous chercherons à établir, et c'est ce qui nous a engagé à conserver la dénomination de pérityphlite primitive, de préférence à celle de phlegmon iliaque idiopathique.

Nous prions M. du Castel, notre chef de service à l'hôpital Tenon, d'agréer nos remercîments pour la bienveillance qu'il nous a toujours témoignée. Nous ne pouvons oublier M. le Dr Dequevauviller, dont l'amitié dévouée et sûre s'est manifestée en tant de circonstances à notre égard. M. le professeur Potain nous permettra de lui adresser l'expression de notre reconnaissance pour avoir bien voulu accepter la présidence de notre thèse.

Nous signalerons, chemin faisant, les sources où nous avons puisé nos documents et nous ne citerons que les auteurs, que nous avons personnellement consultés. Il est, en effet, impossible d'exposer un historique de la question. Aucun auteur n'en a fait le sujet d'un travail particulier, plusieurs en ont parlé, mais d'une façon tout à fait secondaire.

Ce sont tous ces documents épars que nous avons cherché à réunir et à grouper pour exposer l'histoire de la pérityphlite primitive.

ÉTIOLOGIE

La pérityphlite primitive reconnaît un certain nombre de causes. On les a divisées en prédisposantes et en déterminantes.

Causes prédisposantes. — *Sexe.* Le sexe masculin est plus fréquemment atteint que le féminin. Sur les trente-quatre observations, que nous avons recueillies, nous trouvons 4 femmes et 30 hommes.

Ag. C'est surtout dans la première période de la vie qu'on l'observe, chez les enfants, surtout lorsqu'ils arrivent à un certain âge et qu'ils approchent de l'adolescence. Gerhardt a observé 21 cas de pérityphlite dans l'enfance. Meigs et Pepper en ont vu 19 au-dessous de 15 ans. On la rencontre rarement au-delà de 30 ans. Sur 16 malades, Ménière et Dance en ont trouvé 11 qui avaient moins de 30 ans. La plus grande fréquence est entre 20 et 30 ans. Sur 51 cas de phlegmons de la fosse iliaque droite, Grisolle (1) a observé :

7 cas de 11 à 20 ans.
27 — 20 à 30 ans.
12 — 30 à 40 ans.
5 — 40 à 60 ans.

Et Paulier :

1 cas au dessous de 10 ans.
11 cas de 10 à 20 ans.
30 — 20 à 30 ans.
5 — 30 à 40 ans.
5 — 40 à 50 ans.
1 — 50 à 60 ans.
4 au delà de 60 ans.

Mais ces statistiques portent sur toutes les variétés de pérityphlite. Sur 34 cas, nous trouvons :

1 cas au-dessous de 10 ans.
12 cas de 10 à 20 ans.
16 — 20 à 30 ans.
3 — 30 à 50 ans.
2 dont l'âge n'est pas indiqué.

Constitution. Sur 34 malades, dont la constitution a été notée, 23 étaient robustes et 11 maigres, chétifs, délicats. (Grisolle.)

Rhumatisme. Quelques auteurs ont voulu faire jouer au rhumatisme une certaine influence et sont même allés jusqu'à donner à l'affection le nom de pérityphlite

(1) Grisolle. Traité de pathologie interne, t. I, p. 617, et Arch. gén. de méd. t. IV, 1839.

rhumatismale (Niemeyer) (1). Cette opinion n'est pas admise en France.

Profession. L'influence des professions et en particulier de celle de peintre, admise par Ménière, est rejetée par Grisolle.

Parmi les causes prédisposantes de la pérityphlite primitive, il faut tenir compte de l'anatomie de la région et des fonctions du cœcum. La marche des matières contre les lois de la pesanteur, l'absence de mésentère et d'une tunique péritonéale à la face postérieure du cœcum, la fixité de l'intestin, la présence d'un tissu cellulaire abondant, sont autant de causes qui favorisent la pérityphlite.

Causes déterminantes. Des coups, des pressions fortes sur la région iliaque ont été quelquefois la cause déterminante de la pérityphlite, comme on en voit deux observations dans le mémoire de Bourienne (2). Les fatigues résultant d'une marche longue et pénible et surtout les efforts violents pour ramener le tronc, fortement porté en arrière, dans la rectitude, peuvent agir de la même manière. La station debout longtemps prolongée, joue le même rôle.

Le refroidissement a certainement une grande influence sur la production de la maladie. C'est ce qui avait fait croire à Niemeyer à une manifestation de la diathèse rhumatismale. Il nous a été donné d'observer, il y a quelques années, une pérityphlite succédant manifestement à l'action du froid, le corps étant en sueur.

(1) Traité de pathologie interne et de thérapeutique, t. I, p. 689.
(2) Journal de médecine, t. XLIII, année 1775.

Une autre cause déterminante, dont l'action est encore controversée, est l'existence de troubles digestifs et en particulier de la constipation. Il est certain que des écarts de régime, des repas copieux, l'usage d'aliments difficiles à digérer, ont pu provoquer une pérityphlite. Il en est de même de la constipation.

La dilatation du cœcum, le séjour prolongé des matières fécales, favorisent l'influence nocive de certaines causes déterminantes.

Celles-ci s'exercent de dedans en dehors comme les secousses et les mouvements violents, les efforts, toutes les causes de réplétion brusque ou exagérée du cœcum, dans lesquelles cette portion d'intestin peut subir des compressions soudaines, une distension trop rapide ou trop considérable (Balzer) (1).

Plusieurs auteurs, et en particulier Blatin, ont signalé comme causes de pérityphlite les exercices violents après les repas ; c'est surtout en Angleterre, que des faits de ce genre ont été observés. Blatin croit qu'on peut les rapporter au passage rapide des matières alimentaires et à leur arrivée dans le cœcum, qui serait ainsi trop brusquement rempli. On trouve, en effet, dans les auteurs, plusieurs exemples de pérityphlite survenue brusquement chez des individus en bonne santé, à la suite d'efforts trop violents.

La *pathogénie* des accidents de ce genre peut être basée sur les notions que nous possédons touchant l'anatomie et la physiologie du cœcum. Maintenu par le péritoine dans la fosse iliaque droite, qu'il remplit pres-

(1) Balzer. Gaz. méd. de Paris, 1879, nᵒˢ 15, 19, 23, 25.

qu'entièrement, le cœcum est une des parties les plus fixes du canal intestinal. Il forme une ampoule régulière, dont le volume est généralement plus considérable que celui de la portion du gros intestin qui lui fait suite. Les matières fécales y prennent une consistance plus grande. Au moment d'un effort violent, le cœcum, retenu par ses adhérences dans la fosse iliaque, ne peut fuir comme l'intestin grêle, il est comprimé, souvent pressé latéralement, d'où froissement, tiraillement des fibres du tissu cellulaire rétro-cœcal et son inflammation. Mais, le cœcum contenant presque continuellement des matières et des gaz, il n'est pas nécessaire d'invoquer la constipation, c'est-à-dire, la stagnation prolongée des produits de la digestion. Les jeunes gens sont plus prédisposés à la pérityphlite et chez eux la constipation est rare. On observe le contraire chez la femme. Il en faut donc conclure que l'influence de la constipation est loin d'être démontrée.

SYMPTOMES.

La pérityphlite se manifeste par une douleur plus ou moins vive, occupant la fosse iliaque droite, et par une tumeur présentant des signes particuliers. Ces deux symptômes principaux s'accompagnent de troubles digestifs et de phénomènes généraux.

Douleur. La douleur est un symptôme constant; mais elle a pu, suivant Grisolle, manquer quelquefois, ce qui lui fait dire que « la douleur indique moins peut-être le début de la maladie que le commencement de son état aigu ». Cette absence de douleur, avec la constatation d'une tumeur dans la fosse iliaque, s'observe certainement dans la pérityphlite secondaire mais non dans l'affection qui nous occupe. L'acuité de la douleur est variable, mais celle-ci existe toujours et dès le début.

La douleur tantôt apparaît seulement au milieu du ventre et tantôt est fixée en même temps dans la région iliaque. Lorsqu'elle commence dans la région ombilicale c'est sous forme de légères tranchées et elle diffère peu de celle d'une légère colique; colle qui a son siège dans la région iliaque droite est si intense qu'elle ne peut supporter la moindre pression. Au début, le malade s'incline sur le côté droit, plus tard, il s'étend sur le dos, les jambes et les cuisses demi-fléchies. Au début, le siège de la douleur n'est ordinairement pas plus large que la paume de la main; mais avec le temps, elle envahit presque toute la paroi antérieure de l'abdomen; l'affection simule alors une péritonite. Du côté droit la douleur s'étend dans toute la région iliaque jusque près de la colonne vertébrale et simule alors la néphrite et la psoïtis; souvent aussi elle s'étend en haut dans tout l'hypochondre et en bas dans la région hypogastrique. Elle finit par se circonscrire dans la fosse iliaque et alors elle abandonne les points qui ne sont pas enflammés. (Albers) (1).

Le cas le plus ordinaire est, sans aucun doute, celui où cette douleur se concentre dès le début dans la région iliaque.

La douleur ne s'irradie pas seulement dans l'abdo-

(1) Albers, de Bonn (journal l'Expérience, 1839, t. IV, traduction).

men; on la voit gagner le membre inférieur, la partie
supérieure de la cuisse, amener une flexion avec rotation
en dehors du membre, déviation observée dans la psoïtis,
mais beaucoup plus marquée dans cette dernière maladie que dans la pérityphlite. Les mouvements, en effet,
s'exécutent; la cuisse peut être étendue sur le bassin,
en amenant, il est vrai, une douleur, mais une douleur
très modérée.

Une autre irradiation de la douleur a lieu quelquefois
vers les organes génitaux. Il nous a été donné d'observer
ce phénomène chez un jeune garçon de 14 ans, et
cela dès le début. C'est un signe qui peut avoir, croyons-
nous, une certaine valeur, parce qu'il indique que la
lésion est bien en dehors du cœcum, dans le tissu cellulaire péri-cœcal.

La douleur de la fosse iliaque est, au début, continue,
s'exaspérant par le moindre mouvement, par le moindre
attouchement, par le poids même des couvertures, par
la contraction intestinale et aussi par les mouvements du
diaphragme. La douleur est vive, lancinante, exacer-
bante ou bien elle ne consiste que dans un engourdisse-
ment ou un fourmillement incommode. Ces caractères de
la douleur varient bientôt, s'atténuent, pour reparaître,
mais plus intenses, s'il y a suppuration.

Tumeur. Le ventre présente certaines modifications
importantes; souvent il est ballonné, distendu par les
gaz intestinaux. Au palper, on constate une rénitence
plus ou moins grande dans la fosse iliaque droite, où
l'attention est attirée le plus ordinairement par la localisation de la douleur. On constate bientôt l'existence d'une
tumeur. Il est difficile de préciser l'époque où on com-

mence à la sentir; cela varie, d'ailleurs, suivant l'acuité de la douleur, qui ne permet pas toujours une exploration convenable, suivant aussi l'épaisseur des parois abdominales.

Elle apparaît généralement de trois à cinq jours après la localisation des accidents dans la fosse iliaque. (Paulier) (1). Parfois son apparition est plus tardive. Elle est difficilement perçue quand il y a ballonnement considérable du ventre.

On constate d'abord un empâtement profond, occupant toute la fosse iliaque, assez mal limité, immobile et profondément adhérent. Au lieu d'un empâtement, on perçoit souvent l'existence d'une tumeur allongée de bas en haut et remontant vers l'hypochondre, difficile à limiter latéralement, non mobile, non bosselée, non modifiée par l'évacuation des matières fécales. Cette tumeur, plus ou moins volumineuse, soulève la paroi abdominale, qui glisse sur elle. La percussion ne donne pas une matité absolue; parfois le centre de la tumeur est sonore, tandis que ses bords donnent un son plus mat.

Cette tumeur présente une sensibilité variable; en général, celle-ci est plus grande sur les bords, soit en dedans, soit en dehors, où se perçoit la rénitence la plus grande.

Le volume de la tumeur varie depuis celui d'une noix jusqu'à celui d'une orange; le plus ordinairement, son volume moyen est celui d'un œuf de poule.

En quoi consiste cette tumeur? Y a-t-il inflammation

____

(1) Paulier. Contribution à l'étude de la typhlite et de la pérityphlite. Thèse de Paris, 1875.

de tout le tissu cellulaire? Oui, au début; il y a en outre infiltration des parois du cœcum, mais elle est secondaire. Celui-ci est distendu par les gaz. Le péritoine est très certainement atteint dans la plupart de ces tumeurs. On constate en effet plus tard des noyaux d'induration et des adhérences (Bucquoy) (1).

Au bout de huit, dix, quinze jours, il y a diminution graduelle de la tumeur, et disparition au bout de quinze, vingt, trente jours en moyenne, laissant à sa place un noyau induré ou un foyer limité d'empâtement qui persiste longtemps après tout autre symptôme. La tumeur peut subir des modifications notables au lieu de présenter cette régression régulière. A un certain moment, elle devient le siège d'élancements, de battements douloureux, caractéristiques de la formation du pus.

La dureté fait place à une consistance pâteuse puis à une véritable fluctuation. Elle se vide alors et s'affaisse après l'évacuation du contenu de l'abcès.

Les symptômes, que nous venons d'étudier, appartiennent pour ainsi dire en propre à la pérityphlite; ceux qui suivent sont déterminés par les précédents. Ce sont des manifestations locales et générales de l'affection.

Nous avons parlé, en décrivant la douleur, des irradiations vers l'abdomen, les régions voisines, le membre inférieur, les organes génitaux; il est d'autres phénomènes, dus à la présence de la tumeur dans la fosse iliaque. On a observé l'œdème des membres inférieurs, des malléoles, par compression de la veine iliaque. C'est un fait assez rare, parce que les vaisseaux, protégés par une

(1) Bucquoy. Loc. cit.

gaine assez forte et placés dans un tissu cellulaire peu serré, peuvent fuir devant la compression.

Le cœcum est l'organe que la tumeur comprime le plus souvent; une constipation ordinairement opiniâtre, la difficulté dans l'excrétion gazeuse et le météorisme sont l'effet naturel de cette compression; mais on ne voit jamais l'interruption dans le cours des matières intestinales être telle qu'elle amène les symptômes de l'étranglement interne. La constipation cède généralement à un purgatif, mais elle reparaît bientôt et devient extrêmement rebelle. C'est alors qu'on perçoit du gargouillement à la palpation.

Cette constipation est due à la compression du cœcum, et aussi parce que cet organe, retenu fixé et en quelque sorte béant par un tissu cellulaire phlogosé et induré, ne peut se contracter que faiblement sur les matières fécales, qui, en s'accumulant dans son intérieur, finissent par le distendre. Sur 34 observations dans lesquelles l'état des fonctions digestives a été précisé, on trouve que chez 25 malades la constipation a été un symptôme dominant (Grisolle).

On peut encore voir ici l'application de la loi de Stockes, par laquelle toute inflammation voisine d'un plan musculaire en amène la paralysie ou au moins la parésie.

Les accidents gastriques se manifestent avec une intensité plus ou moins grande, lorsque la maladie a une certaine durée. La langue se charge, l'appétit se perd, la soif augmente. On observe parfois des vomissements violents, accompagnés de coliques. Les vomissements sont alimentaires, muqueux ou bilieux et considérés comme un phénomène sympathique. Quelquefois ils manquent, mais il existe des nausées. Ces vomissements se montreraient et seraient d'autant plus fréquents que l'inflammation, ne se bornant pas au tissu cellulaire, gagnerait plus ou moins la séreuse voisine.

« La fréquence et la durée des vomissements sont en rapport avec l'intensité des lésions et surtout avec leur propagation au tissu cellulaire rétro-cœcal ; c'est là un signe diagnostique qui n'est pas sans quelque valeur pour distinguer la typhlite de la pérityphlite ». Damaschino (1).

Les symptômes généraux sont variables ; souvent très violents dès le début, ils s'amendent rapidement ; parfois très modérés, ils s'exaspèrent pendant quelques jours pour s'atténuer ensuite. Nous verrons plus tard les symptômes généraux reparaître, mais dans une période plus avancée, lorsque le foyer tend à suppurer. Un autre symptôme, sur la fréquence duquel les auteurs ne sont pas d'accord, est le frisson.

Voici ce que nous lisons à ce propos dans la thèse de M. Blatin (2) : « Nous insistons beaucoup sur cette absence du frisson dans le début de la pérityphlite, car on le rencontre toujours dans la typhlite. M. Grisolle l'avait déjà noté et Albers, lui-même, s'exprime ainsi : il est extrêmement remarquable que dans cette affection on ne rencontre point de frisson au début. Ce fait a été signalé par Puchelt. On le rencontre dans Posthuma et Poujérac, et il se trouve également confirmé dans les faits que j'ai observés ».

(1) Maladies des voies digestives, p. 759.
(2) Blatin. Thèse de Paris, 1868.

D'autre part, M. Damaschino a écrit dans ses leçons sur les maladies des voies digestives :

« Les frissons extrêmement rares au commencement de la typhlite sont *constants*, au contraire, dans la pérityphlite. »

M. Bucquoy est aussi de cet avis. Pour lui, « la pérityphlite primitive débute à la manière des maladies aiguës, par des frissons, de la fièvre, des douleurs abdominales, des nausées et des vomissements. »

En compulsant nos observations, nous trouvons trois fois seulement les frissons notés. Dans les autres cas, il n'en est pas fait mention, ou bien l'on fait observer qu'il n'y en avait pas. Nous croyons que les frissons se montrent surtout quand le péritoine est atteint en même temps que le tissu cellulaire rétro-cœcal ; ne les observe-t-on pas, en effet, au début de la péritonite ? Et il n'est pas nécessaire que celle-ci soit très étendue pour amener des phénomènes parfois très intenses.

La température ne dépasse guère 38°5 à 39°. La fièvre, après être arrivée en quelques jours à sa période d'état, décroît graduellement ; elle subit d'ailleurs des modifications en rapport avec la marche ultérieure de la maladie et l'apparition des complications.

Les phénomènes réactionnels sont très rares dans la pérityphlite ; cependant M. Blatin a noté les convulsions chez les enfants.

MARCHE, DURÉE, TERMINAISONS.

Dans notre chapitre des symptômes, nous avons surtout étudié chacun des signes de l'affection, pris en lui-même ; il nous faut maintenant réunir et grouper tous ces signes et montrer la marche de la pérityphlite primitive.

Le début est variable, tantôt extrêmement brusque : le malade est pris tout d'un coup d'une douleur très vive dans la fosse iliaque droite, accompagnée de frissons, de nausées, de vomissements, de fièvre ; puis, au bout de quelques jours, ces phénomènes graves diminuent et on n'observe plus alors que la douleur et la tumeur sur lesquelles nous avons longuement insisté. Tantôt, au contraire, le début est insidieux. Il existe de la douleur dans la fosse iliaque droite avec quelques phénomènes : quelques nausées, un peu de fièvre ; puis apparaît la tumeur, et cette seconde forme de pérityphlite, que nous pourrions appeler subaiguë, évolue comme la première, à marche aiguë. Elle peut, comme elle, se compliquer et se terminer par la suppuration.

Sans complications, la durée moyenne de la pérityphlite primitive est de quinze à vingt jours. Cependant ce sont les cas exceptionnels ; le plus ordinairement la guérison demande beaucoup plus de temps pour être complète.

La résolution, qui est la terminaison la plus fréquente de la pérityphlite primitive, s'annonce par l'amélioration sensible et progressive de la maladie ; la douleur diminue, n'est bientôt plus provoquée que par une pression forte au niveau de la fosse iliaque droite. La tumeur revient sur elle-même, ne laisse bientôt plus à sa place qu'une tuméfaction, une rénitence qui disparaît bientôt. Les forces reviennent, l'appétit est impérieux, les fonctions digestives se régularisent. Tout rentre en ordre.

Pour être complète, la résolution demande, en général, six semaines, deux mois et quelquefois trois mois.

Toutefois celle-ci, au lieu de s'effectuer complètement, peut laisser à sa suite une induration persistante. La guérison n'est plus complète et l'on peut voir, dans ce dernier cas, des recrudescences et des rechutes successives compromettre et ralentir le retour définitif à la santé. Cependant il est habituel que ces accidents répétés aillent peu à peu en diminuant.

Outre l'induration, on peut observer des adhérences qui déterminent des douleurs à la moindre occasion. Pareille chose s'observe à la suite de la pleurésie.

L'inconvénient très grand de la pérityphlite primitive est la menace presque continuelle d'une récidive. Nous connaissons plusieurs personnes qui ont eu deux ou trois atteintes de pérityphlite, et cela, sous l'influence d'écarts de régime, de refroidissement et même sans cause appréciable. Ces récidives se montrent parfois plusieurs mois et même plusieurs années après la première atteinte.

La pérityphlite primitive, contrairement à la pérityphlite secondaire, se termine très rarement par la suppuration. On voit graduellement apparaître les signes d'un abcès de la région. La collection purulente occupe la fosse iliaque, dans laquelle elle s'étale plus ou moins largement; elle est, en général, peu considérable; souvent elle ne dépasse pas le volume d'un œuf de dinde, rarement celui d'une grosse orange, et n'acquiert des dimensions plus grandes que lorsque le pus fuse vers les régions voisines.

La formation de l'abcès s'annonce par les symptômes

habituels de la suppuration : le malade est pris de frissonnements répétés; il accuse un changement dans la
nature des douleurs, qui deviennent franchement lancinantes; la tumeur perd de sa dureté primitive, acquiert
un caractère de rénitence, puis de mollesse. Bientôt la
fluctuation apparaît avec plus ou moins d'évidence;
l'abcès est alors formé.

La marche de la suppuration est lente. Le pus ne se
forme que peu à peu. C'est ordinairement vers le vingtième ou le trentième jour qu'il apparaît (Blatin). Cette
lenteur tient-elle, ainsi que le voudrait Grisolle, à la
structure lamelleuse du tissu cellulaire péri-cœcal, qui
est presque complètement dépourvu de vésicules grais-
seuses, tout au contraire du tissu cellulaire, qui suppure
facilement, tel que celui des membres, des fesses, de
l'anus, etc.?

Les collections purulentes, qui succèdent à la pérityphlite primitive, s'ouvrent, en général, spontanément
dans l'intestin ou à travers la paroi abdominale.

L'évacuation du pus par le cœcum (terminaison la plus
favorable) se reconnaît souvent à la sensation de soulagement subit, éprouvée par le malade au moment où la
gêne locale avait acquis la plus grande intensité. En
même temps la tumeur s'affaisse d'une façon très appréciable, tandis que les garde-robes contiennent une
quantité plus ou moins grande de pus. Cette évacuation
purulente persiste en général pendant un petit nombre
de jours, va bientôt en diminuant et cesse enfin tout à
fait. La guérison est presque toujours définitive.

Plus rarement le pus se fait jour à travers la paroi
abdominale. C'est d'ordinaire en avant, au dessus ou au

niveau de l'arcade de Fallope, que les téguments se per-
forent ; la peau s'œdématie, rougit, s'amincit, la fluctuation devient superficielle ; l'abcès s'ouvre spontanément ou bien on l'incise ; le pus s'écoule et, après un
temps plus ou moins long, huit à quinze jours, et même
plus,la guérison est obtenue.

L'ouverture de l'abcès peut encore se faire dans la
cavité péritonéale et amener rapidement la mort par une
péritonite généralisée. Cette péritonite généralisée peut
se montrer à la suite de la propagation de l'inflammation, sans ouverture de l'abcès, par contiguité. C'est rare
et l'on observe alors bien plus souvent la péritonite circonscrite, qui se traduit par une douleur abdominale
intense, une fièvre vive avec petitesse du pouls, des
vomissements répétés et très vite verdâtres, du météorisme, enfin la suppression à peu près complète des
évacuations alvines.

Toutefois, malgré cet ensemble de symptômes inquiétants et graves, la phlegmasie péritonéale étant circonscrite, la mort est exceptionnelle ; la guérison est encore
possible après un temps plus ou moins long.

D'autres terminaisons existent, mais extrêmement rares ; telles sont l'ouverture de l'abcès dans la vessie, dans
le vagin, l'utérus, dans la cavité thoracique à travers le
diaphragme, dans un gros vaisseau ; la propagation de
l'inflammation au tissu cellulaire périnéphrétique, au
tissu cellulaire sous-aponévrotique qui recouvre le psoas,
au tissu cellulaire qui tapisse la paroi abdominale antérieure.

La suppuration peut persister longtemps ; le foyer ne

se tarit pas ; les malades s'amaigrissent, font de la résorption purulente ou meurent par hecticité.

/ Une suite assez fréquente de la pérityphlite non complètement résolue est la constipation qui est ordinairement opiniâtre.

ANATOMIE PATHOLOGIQUE

Ce chapitre pourrait être laissé de côté. La guérison
fréquente de l'affection ne permet pas d'avoir sous les yeux
la lésion. Toutefois il est possible de se rendre compte
des altérations, par analogie et par ce qu'on observe dans
la pérityphlite secondaire.

Le tissu cellulaire péri-cœcal enflammé est rouge,
plus ou moins tuméfié, épaissi, infiltré d'exsudats plas-
tiques. D'autres fois les mailles du tissu conjonctif sont
remplies de pus, qui se collecte pour constituer l'abcès
péri-cœcal.

Les lésions ne se limitent pas d'ailleurs aux tissus
péri-cœcaux. Elles gagnent les tuniques du cœcum qui
s'engorgent, s'épaississent, s'infiltrent. L'organe se mé-
téorise, et alors la tumeur se trouve constituée avec tous
ses caractères (résistance, sonorité profonde, induration
périphérique) (Bucquoy.)

Le cœcum présente parfois une ouverture par laquelle
s'est vidé le pus collecté à sa partie postérieure. Contrairement à ce qu'on observe dans la pérityphlite, succédant à l'issue d'un corps étranger hors du cœcum,
dans le cas actuel la perforation a eu lieu de dehors en
dedans ; les bords, décollés et irréguliers, forment un

clapet qui permet l'écoulement du pus de la fosse iliaque dans le cœcum, mais empêche le reflux des liquides et même des gaz dans le tissu cellulaire péri-cœcal.

Il est rare que la portion de la séreuse péritonéale qui avoisine le cœcum ne soit pas atteinte; dans ce cas la lésion entoure bien le cœcum. Si la maladie tend vers la guérison, les liquides inflammatoires se résorbent et les parties atteintes reviennent peu à peu à leur état normal. Mais ce travail de résorption ne se fait que très lentement, et à la palpation abdominale on sent encore un empâtement profond, parfois un à deux mois après la guérison ; quelquefois même les traces de l'inflammation ne disparaissent jamais complètement. On trouve à l'autopsie, à la place du tissu péri-cœcal ordinaire, un tissu plus ou moins noirâtre, dense, épaissi, induré et ayant déterminé des adhérences anormales de l'intestin avec les organes voisins. Les adhérences s'observent surtout dans les cas de complications de péritonite.

Lorsque le travail de l'inflammation persiste, le tissu cellulaire, infiltré de pus, se détruit peu à peu ; le pus se collecte et forme un véritable abcès, qu'on perçoit à travers les parois abdominales et qui donne la sensation d'une tumeur molle, souple, dépressible et présentant parfois une fluctuation des plus nettes.

Arrivée à cette période de son évolution, à l'état de pérityphlite suppurée, la maladie peut encore se terminer par résolution ; mais le plus ordinairement la collection purulente s'ouvre au dehors ou dans les cavités voisines. La direction que peut suivre le pus est des plus variables, et l'on a vu l'abcès s'ouvrir à l'extérieur, dans le cœcum, dans la vessie ou le rectum, et, malheureusement trop souvent, dans le péritoine. C'est ordinairement la terminaison la plus fâcheuse.

Sur 67 cas de pérityphlite, le D' Bull (note publiée par M. J. Gouley, chirurgien de l'hôpital de Bellevue, à New-York, et lue devant la Société médicale des États de New-York, le 3 janvier 1875) arrive aux résultats suivants :

38 fois ouverture à travers ia paroi abdominale.
15   —   dans le cœcum.
8   —   dans le péritoine.
2   —   dans le rectum.
2   —   dans la vessie.
2   —   dans l'artère iliaque interne.
1 fois péritonite chronique.
6 — pyohémie (mort).
1 — mort par cause mal déterminée.

Sur 49 cas, Paulier (1) a trouvé quatre fois l'ouverture par la paroi abdominale et quinze fois dans le cœcum.

La terminaison la plus favorable est l'ouverture dans le cœcum.

Les cas que nous venons d'examiner comprennent indistinctement ceux de pérityphlite primitive et de pérityphlite secondaire qui se sont terminés par suppuration. Nous n'avons eu en vue que la marche du pus et les différentes directions qu'il prend.

Parmi les autres lésions, il faut signaler celles de la péritonite généralisée, qui amène ordinairement la mort.

(1) Paulier. Thèse de Paris, 1875.

DIAGNOSTIC

Dans un grand nombre de circonstances, le diagnostic est facile ; la constipation, les douleurs subites et localisées suffisent pour amener l'observateur à examiner la région du cœcum. Il n'est donc pas possible de croire à une simple *névralgie iléo-lombaire* ou *crurale*, qui se manifeste par des points douloureux névralgiques, sans symptômes généraux fébriles.

La tumeur *stercorale*, c'est-à-dire la simple accumulation de matières fécales sans lésion inflammatoire du cœcum, se reconnaît toujours aux caractères suivants : elle est indolore ou tout au moins fort peu sensible ; la tumeur est bosselée, de consistance mollasse et on peut la déprimer, la malaxer même; enfin les purgatifs la font complètement disparaître dans l'espace de quelques heures.

La *psoïtis* se distinguera de la pérityphlite par l'attitude du membre inférieur (immobile dans la demi-flexion et d'ordinaire dans la rotation en dehors), dont les mouvements même communiqués sont absolument impossibles; d'ailleurs la tumeur forme une corde dure extrêmement douloureuse et vraiment caractéristique. Nous avons observé la même attitude du membre dans la pérityphlite, mais il était toujours possible d'amener la cuisse dans la rectitude. Il ne faut pas oublier que l'inflammation peut traverser le fascia iliaca et gagner le psoas. Dans ce cas, la pérityphlite s'est compliquée d'une psoïtis.

Un diagnostic plus difficile et quelquefois impossible, c'est celui de la *péritonite circonscrite* dans la fosse iliaque droite, et développée en dehors de la pérityphlite. C'est qu'en effet cette péritonite étant presque toujours consécutive à une affection intestinale, les troubles fonctionnels ne peuvent servir au diagnostic. Toutefois dans ces circonstances, la tumeur est d'ordinaire inégale, plus volumineuse et déborde la région ; souvent aussi, lorsqu'elle est de nature tuberculeuse, il existe des exsudats péritonéaux étalés sous formes de plaques plus ou moins larges et épaisses.

L'adénite iliaque profonde s'annonce par les symptômes généraux et fonctionnels de la pérityphlite ; mais il suffira ordinairement d'examiner avec soin le membre inférieur correspondant, ou les organes génitaux, pour reconnaître le point de départ de l'affection ganglionnaire ; d'ailleurs la tumeur qui la constitue est dure, inégale, bosselée, multiple, et siège le long des vaisseaux iliaques.

Dans l'*étranglement interne*, la marche est différente, les vomissements sont fécaloïdes, le facies est grippé, il existe bien une tumeur, mais c'est surtout à gauche qu'on la rencontre (invagination).

Dans la *colique hépatique* ou *néphrétique*, le siège de la douleur au niveau de l'hypochondre droit avec irradiations au creux épigastrique et vers l'épaule droite, dans la première affection ; la douleur lombaire avec irradiations vers la fosse iliaque et le testicule, qui se rétracte, dans la seconde distingueront ces deux maladies de la pérityphlite. En outre, elles sont apyrétiques.

L'ovarite ne peut pas être confondue avec une périty-

phlite, qui est rare chez la femme. On a de plus la res-
source du toucher vaginal.

Les *phlegmons de la paroi antérieure de l'abdomen*, lorsqu'ils siègent dans la région iliaque, peuvent faire croire
à une tumeur née dans la fosse iliaque et celà d'autant
plus facilement que la douleur, la contracture des muscles abdominaux empêchent souvent de déterminer la
situation de la tumeur, relativement à sa profondeur.
Dans ces phlegmons la douleur est plus superficielle; ils
ne sont pas accompagnés des mêmes troubles intestinaux que la pérityphlite.

Est-il possible de savoir si l'on a affaire à une *typhlite*
vraie ou à une *pérityphlite*?

Dans la majorité des cas, il est difficile de dire où
s'arrête la typhlite et où commence la pérityphlite.

On pourra tirer quelques indications utiles de l'examen de la tumeur dans l'une et dans l'autre de ces deux
variétés. La tumeur de la typhlite est cylindrique, bien
limitée, allongée en forme de boudin et, caractère important, *mobile* latéralement. Dans la pérityphlite, elle
est arrondie, plus massive, sans limites bien nettes, plus
ou moins régulière, *immobile* et profondément adhérente
à la fosse iliaque ; c'est plutôt de la tuméfaction qu'une
véritable tumeur ; on sent que l'inflammation péri-
cœcale s'est propagée au loin et que la tumeur ne fait pour
ainsi dire qu'un avec le tissu de la fosse iliaque. L'évacuation des matières fécales ne modifie pas sensiblement
le volume de la tumeur, comme dans la typhlite propre-
ment dite. Il est permis, dans quelques cas, de soupçonner et non de préciser le siège primitif de la maladie. On
observe en outre dans la pérityphlite des frissons, une

fièvre vive, des symptômes généraux souvent sérieux et plus marqués que dans la typhlite. On fera aussi une enquête sérieuse sur le mode de début, sur les prodromes et sur la cause, qu'on cherchera à préciser (refroidissement, fatigue).

Dans quelques cas, le diagnostic restera en suspens pendant plusieurs jours.

Lorsque la tumeur suppure, on peut la confondre avec un *abcès par congestion*. Mais généralement, la lésion osseuse, qui donne naissance à ces collections purulentes, occupant la colonne vertébrale, le pus fuse le long de la gaine du psoas et vient faire saillie en dedans de la cuisse; tandis que dans la pérityphlite, l'abcès siégeant au dessus de l'aponévrose iliaque, vient pointer au dessus du ligament de Fallope et un peu en dehors. L'abcès par congestion a un début plus latent et une durée beaucoup plus longue. Lorsque la pérityphlite s'est compliquée d'une péritonite généralisée et qu'on n'a pu suivre la marche de la maladie, l'embarras peut être très grand pour savoir si la péritonite est primitive ou si elle succède à une affection de la fosse iliaque droite. Parfois par la palpation, on déterminera une douleur, plus vive dans la région iliaque, et on sera en droit de conclure à une péritonite secondaire, ou bien les symptômes seront tellement intenses que toute exploration sera impossible. Le diagnostic sera donc très réservé.

Faut-il distinguer l'inflammation du tissu cellulaire rétro-cœcal de l'inflammation du péritoine qui entoure le cœcum? Celà est inutile. Voici d'ailleurs ce que répond M. Bucquoy : Que le péritoine qui passe au devant du cœcum participe à cette inflammation, celà n'est pas douteux dans certains cas. Mais cette inflammation du péritoine n'infirme en rien notre dénomination. C'est le tissu cellulaire péri-cœcal qui s'enflamme primitivement. L'inflammation, qu'elle siège en arrière du cœcum dans le tissu cellulaire, qu'elle atteigne simultanément le péritoine en avant, est bien toujours une inflammation péri-cœcale. C'est une pérityphlite et elle est primitive ».

PRONOSTIC.

Autant la pérityphlite secondaire, c'est-à-dire succédant à une lésion du cœcum, à une perforation et à l'issue d'un corps étranger dans le tissu cellulaire péri-cœcal, est grave, autant la pérityphlite, que nous avons appelée primitive, est d'un pronostic relativement bénin. Se terminant par la suppuration presque toujours, quelquefois accompagnée de gangrène, la pérityphlite secondaire aboutit assez souvent à la mort. C'est ainsi que sur 73 malades, la mort a été observée 20 fois et que dans 11 autres cas, les symptômes devinrent assez fâcheux pour inspirer les plus vives inquiétudes sur l'issue de la maladie (Grisolle).

Dans la pérityphlite primitive, au contraire, la guérison est la règle et la mort, l'exception. La guérison peut être complète ; d'autres fois elle n'est que relative, il reste de l'induration et une menace continuelle de récidive. Celle-ci en effet se rencontre assez fréquemment. Parfois aussi la résolution est complète et cependant on observe encore des récidives. Faut-il considérer alors, chez ces malades, la fosse iliaque droite comme étant leur locus minoris resistentiæ, où l'inflammation reparaît sous la moindre cause. On observe parfois aussi, à la suite de la pérityphlite primitive, une constipation opiniâtre, exigeant l'usage fréquent de purgatifs. La mort s'est aussi rencontrée ; elle a été déterminée par la propagation de l'inflammation à la séreuse péritonéale par contiguité ou par irruption du contenu de l'abcès dans la cavité abdominale. La mort peut aussi survenir beaucoup plus tard et être occasionnée par la suppuration abondante et continue du foyer. Les malades succombent à l'hecticité.

L'ouverture du foyer dans le cœcum est considérée comme la terminaison la plus favorable de l'abcès péricœcal. Tel n'est pas cependant l'avis de Grisolle.

TRAITEMENT.

Le traitement de la pérityphlite doit être institué avec vigueur dès le début des phénomènes inflammatoires. A ce moment, on emploiera les antiphlogistiques locaux : les ventouses scarifiées, les sangsues surtout, et ne pas craindre de répéter leur application. Leur nombre doit être assez considérable (quinze, vingt) pour amener quelque soulagement. Il sera parfois nécessaire de recommencer deux et trois fois avant d'obtenir un résultat. C'est un moyen précieux et qui rend de grands services. Il faut aussi s'adresser à l'élément douleur, qui aura été atténué par la saignée locale. On prescrira donc des cataplasmes arrosés de laudanum ou de teinture de belladone. « On préférera les solanées vireuses à l'opium, parce qu'elles ont le double avantage d'être calmantes et de s'opposer à la constipation, tandis que les opiacés augmentent la paresse intestinale. » (Damaschino).

Nous croyons cependant que, si la douleur est extrêmement vive, il y a tout avantage à faire une ou plusieurs injections de morphine.

Et si les coliques sont très intenses, on administrera l'opium à l'intérieur, quitte à combattre plus tard la constipation.

Mais, dans la majorité des cas, la constipation apparaît dès le début, la douleur n'est pas excessive et ne réclame pas un soulagement immédiat, on donnera au malade un purgatif, de préférence l'huile de ricin, et surtout le calomel. Ce dernier médicament peut être administré de deux façons : lorsqu'on le donne à la dose de 1 centigramme toutes les heures, il agit comme antiphlogistique, et à la dose plus élevée de 50 centigr. à 1 gramme, il agit comme purgatif.

On calmera les vomissements avec la glace, la potion de Rivière. Il est rare qu'ils se prolongent.

Dès que les phénomènes inflammatoires auront été atténués, il conviendra de commencer l'usage des résolutifs, par ex. des frictions avec l'onguent mercuriel belladoné, 3 à 6 grammes matin et soir. On appliquera dessus un cataplasme qui favorisera l'absorption du médicament. Il faudra surveiller les gencives, de manière à supprimer les frictions à la moindre apparence de stomatite.

Si la suppuration s'établit, on attendra. Quelques chirurgiens ont conseillé l'incision précoce. Mais si l'ouverture de l'abcès se fait spontanément dans le cœcum, pourquoi ouvrir à l'extérieur? Cette ouverture se fera cependant si la fluctuation est bien manifeste; on évitera ainsi le décollement de la peau, en même temps qu'on soulagera plus rapidement le malade. Le foyer ouvert, on y fera des injections antiseptiques. Quelques auteurs ont conseillé de faire coucher les malades sur le ventre pour vider plus facilement le.foyer.

L'état général ne sera pas négligé. Le malade sera soumis au traitement tonique (et notamment aux préparations de quinquina) pendant toute la durée de la suppuration. Lorsque la résolution tarde trop à se faire, l'emploi des révulsifs donne souvent de bons résultats. On alternera les applications successives de vésicatoires volants, avec des frictions iodurées dans l'intervalle. La teinture d'iode en badigeonnage s'emploiera à une période plus avancée.

On prescrira des aliments légers, bouillon, eau rougie, puis potages et surtout le lait, l'aliment par excellence, celui dont la digestion est le plus facile et dont l'usage n'est jamais suivi d'irritation intestinale. Le régime sera gradué et lentement, car rien n'est plus fréquent que de voir une rechute suivre un écart de régime. Les soins doivent se continuer pendant la convalescence; il est important que la résolution soit obtenue aussi complète que possible.

L'attention sera surtout appelée du côté des fonctions de l'intestin et sur la constipation qu'il faudra combattre soit à l'aide du régime, soit à l'aide de laxatifs (rhubarbe, podophyllin); lorsqu'un purgatif sera devenu nécessaire, l'huile de ricin doit être préférée aux eaux minérales salines, parce que celles-ci présentent l'inconvénient de laisser à leur suite une certaine tendance à la constipation. Celles-ci ne doivent pas cependant être rejetées complètement.

OBSERVATIONS

OBSERVATION I (personnelle).

Christophe (Paul-Marcel), âgé de 14 ans, entre le 27 avril 1883 dans le service de M. Labric, salle Saint-Jean, lit n° 29, à l'hôpital des Enfants-Malades.

Habituellement bien portant, il est à Paris depuis six mois et travaille chez son oncle, marchand de vins, où il remplit les fonctions de garçon, toujours debout, allant et venant, descendant souvent à la cave. Pendant les quelques jours qui ont précédé le début de la maladie, il a travaillé plus que d'ordinaire ; il a même forcé et se trouvait très fatigué le soir. Mercredi dernier, 25 avril, il a commencé à ressentir quelques coliques, qui ont encore duré le lendemain. Le jour de son entrée à l'hôpital, au matin, il a été pris tout d'un coup, pendant qu'il allait à la garde-robe, d'une douleur très vive dans le ventre. La douleur était telle que l'enfant eut une défaillance. Il n'a pas vomi, mais il a eu de la diarrhée. Pas de frissons.

État actuel. — Enfant grand, plutôt maigre.

Facies coloré, yeux légèrement excavés. Nez pincé, soulèvement des narines à chaque respiration.

Peau chaude, moite. Température ce matin, 38°,6.

Pouls fréquent et plein : 92 pulsations.

Langue recouverte d'un enduit blanchâtre, rouge à la pointe et sur les bords. Enduit pultacé sur les gencives. Pas d'appétit, pas de nausées. Le ventre n'est pas ballonné. La palpation est difficile, à cause de la contracture des muscles abdominaux et aussi de la douleur qui siège au niveau de la fosse iliaque droite. Cette douleur spontanée et presque continue est exaspérée par la plus légère pression. Le reste du ventre est un peu sensible. Malgré la difficulté de la palpation et en déprimant lentement la paroi abdo-

Dautel.   3

minale, on constate dans la fosse iliaque droite un empâtement, qui l'occupe presque complètement et qu'on ne peut circonscrire. La percussion, faite avec précaution, dénote de la submatité, au niveau de l'empâtement.

L'enfant se plaint d'avoir une douleur modérée sur la ligne médiane, dans la région hypogastrique, douleur s'irradiant sur le côté droit de la verge et se propageant jusqu'à son extrémité. Quelques troubles de la miction (envies fréquentes d'uriner).

Rien dans les autres organes.

Traitement. — Six sangsues sur la région iliaque droite.

Cataplasme : extrait d'opium, 5 centigrammes.

Le soir, la température atteint 39°,4.

29 avril. Légère amélioration après la saignée locale. La douleur est un peu moins vive, mais la palpation est toujours difficile. Température : matin, 39°,2 ; soir, 39°,6.

Le 30. L'amélioration persiste. A la vue, on constate alors un soulèvement de la région. La pression est toujours très douloureuse. Le malade a eu une selle liquide cette nuit. La miction est redevenue normale. La peau est plutôt sèche ; le faciès est toujours coloré, mais les yeux sont moins cernés. Langue toujours chargée, humide. A l'auscultation quelques râles de bronchite disséminés.

Température : matin, 38°,8; soir, 39°.

1er mai. Constipation depuis trois jours. Lavement purgatif. Quelques coliques, pas de matières fécales dures.

Température : matin, 38°,2; soir, 38°,4.

Le 2. Mieux. Langue moins chargée. Le ventre est souple et permet de mieux examiner la région iliaque. On y trouve une tuméfaction occupant toute la fosse iliaque, de la ligne médiane à l'épine iliaque antérieure et supérieure, et, de bas en haut, de l'arcade de Fallope à la crête iliaque, qu'elle déborde un peu. La masse n'est pas bosselée, ni mobile. La pression est douloureuse, surtout en dehors et en bas au-dessus de l'arcade fémorale. On détermine du gargouillement en la comprimant. A la percussion, demi-sonorité. La cuisse droite qui, ces jours derniers, était dans l'abduction et la rotation en dehors, commence à s'allonger volontairement. A aucun moment, du reste, il n'a été impossible de faire mouvoir le membre inférieur droit, ce qui doit exclure toute idée de psoïtis.

Température : matin, 38°,6; soir, 39°,2.

Le 3. Même état. Température : matin, 38°,4; soir, 38°.6.

Le 4. Le malade ne peut aller spontanément à la selle ; il faut lui administrer tous les jours un lavement. La douleur est beaucoup moins vive. L'empâtement persiste toujours.

Traitement. — Vésicatoire.

Les jours suivants, le mieux s'accentue progressivement, mais lentement. La douleur spontanée de la fosse illiaque droite disparaît; elle est seulement provoquée par la pression. Les mouvements sont plus faciles. Le malade réclame à manger, mais il est toujours constipé. Nous le voyons dans le courant de mai et nous constatons que l'empâtement de la fosse iliaque, si étendu les premiers jours, a en partie disparu et qu'il reste, un peu en dehors, un noyau induré, peu mobile, douloureux à la pression. A cette époque, la constipation persiste toujours et nécessite des lavements quotidiens.

Le traitement a consisté en applications de collodion élastique sur le ventre.

Le 27 mai, l'enfant se lève et depuis lors il se trouve bien ; les selles sont devenues régulières.

7 juin. Il reste encore un noyau induré dans la fosse iliaque droite.

Sortie le 10 juin.

Oservation II.

(Balzer. Gazette médicale de Paris, 1879, n° 19.)

Fo... (P.), âgé de 13 ans, entre le 5 juin 1877, salle Saint-Joseph, n° 23, dans le service de M. Cadet de Gassicourt.

Le 26 mai, il ressentit le soir, brusquement, une vive douleur dans la fosse iliaque droite, après avoir lavé une cour et s'être beaucoup fatigué. Depuis lors, anorexie, impossibilité de travailler sans être toutefois obligé de garder le lit, si ce n'est le 4 juin, la veille de son entrée à l'hôpital. Le 5, on constate une douleur vive à la pression au niveau de la fosse iliaque; il y a de la matité, un empâtement très marqué, diffus, étendu obliquement sur le trajet du cœcum, dans une longueur de 7 centimètres sur 5 cent. 5 de largeur. La température est 39°; les douleurs spontanées sont peu intenses. Prescription : bouillon, potages, vésicatoire étendu à toute la surface de l'empâtement. L'amélioration est très rapide dans les trois jours suivants, la fièvre tombe, les douleurs sont beaucoup moins intenses à la palpation. Le 11, l'empâtement ne présente plus que 4 centimètres dans tous les sens. Le 16, un noyau d'induration persiste encore dans la fosse iliaque, donnant la sensation d'un cordon dur, allongé dans le sens de la direction du cœcum, dans une longueur de près de 5 centimètres. L'exploration n'est pas douloureuse. Ce noyau diminue peu de volume les jours suivants. L'enfant sort le 7 juillet complètement guéri.

OBSERVATION III.

(Balzer. Gazette médicale de Paris, 1879, n° 19.)

Péc... (Gaston), âgé de 13 ans 1/2, entre le 13 juillet 1877, salle Saint-Joseph. Il y a quatre jours, cet enfant, en pleine santé et n'ayant jamais eu le moindre trouble digestif, a été pris brusquement, vers trois heures de l'après-midi, d'une vive douleur dans le côté droit de l'abdomen, survenue dans les circonstances suivantes : il avait quitté l'atelier où il est apprenti, les épaules chargées d'un fardeau au-dessus de ses forces ; après avoir parcouru une assez longue distance, il arrive rue du Château-d'Eau et là, malgré un violent effort pour se retenir, il succombe sous le poids et tombe en éprouvant la douleur dont nous avons parlé. Porté dans une pharmacie voisine, l'enfant est ensuite reconduit en fiacre chez ses parents. Un médecin appelé prescrit le repos au lit, qui a été gardé depuis lors. La douleur a augmenté jusqu'à avant-hier ; depuis, elle est un peu moindre ; pas de vomissements ; les selles sont restées liquides mais peu abondantes. Au moment de la visite, l'enfant est pâle, a la langue blanche et humide. La fièvre est assez vive ; son ventre est un peu tendu et météorisé ; il ressent à la palpation une assez vive douleur dans la fosse iliaque droite, dans une étendue de 10 centimètres en hauteur et s'étendant en largeur jusqu'à 1 cent. 5 en dehors de la ligne blanche. La matité est absolue dans la région du cœcum et il y a submatité dans le reste de la région douloureuse, qui est le siège d'un empâtement des plus manifestes. Prescription : large vésicatoire, pilule opium.

15-16 juillet. La douleur diminue, mais le ventre reste tendu ; il y a constipation. Limonade purgative.

Le 17. Il y a encore de l'empâtement autour du cœcum. Le purgatif a amené l'évacuation de matières liquides abondantes, dans lesquelles on a remarqué des boulettes fécales dures du volume d'une bille d'agate.

Le 19. Hier soir, la température rectale s'élevait encore à 39°. Pas d'appétit. Empâtement péri-cœcal.

Le 2J. Ce matin, on sent très nettement, en déprimant légèrement la fosse iliaque, une induration en forme de cordon mal limité. Bad. iode.

Le 29. Le cordon induré a complètement disparu.

L'enfant part en convalescence le 6 août.

OBSERVATION IV.

Blatin, thèse 1868.

Le 25 mai 1867, entre à la Pitié, dans la salle Saint-Paul, n° 47, le nommé Lagarde (Alexandre), garçon boucher, âgé de 18 ans.

Dès le 12 mai, ce garçon voit ses forces diminuer, se sentit mal à l'aise et constata qu'il était un peu constipé. Le 17, en se levant, il sentit une douleur vive dans la fosse iliaque droite, des nausées, des frissons survinrent, le ventre se ballonna, et le 25, ne voyant pas diminuer son mal, il entra à l'hôpital. A la visite, on constata une fièvre intense, une douleur dans la fosse iliaque droite, pas de matité à ce niveau, pas de rétraction du testicule. La palpation rencontrait pourtant une résistance bien plus grande que dans les autres parties du ventre. La contraction des muscles de l'abdomen à droite est très considérable. La douleur s'irradie à la partie supérieure du ventre, dans les lombes et la cuisse. Une constipation opiniâtre persistait depuis plusieurs jours. La langue est saburrale, l'appétit complètement nul. Altération des traits, abattement, stupeur.

Le lendemain, la douleur s'est localisée dans la fosse iliaque. Pas de tumeur, mais empâtement manifeste. Le malade est dans la prostration. Le médecin suspend son diagnostic. 20 grammes huile de ricin, diète.

Le lendemain, ventre moins douloureux, moins tendu; on peut alors sentir, au-dessus du ligament de Fallope, une tumeur mal limitée, dont l'exploration est très douloureuse. La fièvre est tombée, la physionomie moins abattue.

Le 31 mai, l'appétit est revenu. Le malade réclame des aliments. La fosse iliaque droite est peu douloureuse. On ne sent plus la tumeur. A peine peut-on constater, au siège primitif du mal, un point un peu plus résistant.

OBSERVATION V.

Phlegmon rétro-péritonéal de la fosse iliaque droite (pérityphlite). Terminaison par résolution. — Abeille. Gaz. des hôp., 1854.

Le 21 février dernier est entré dans notre service un jeune militaire du 22ᵉ de ligne, le nommé Pér..., âgé de 23 ans, d'une bonne constitution.

Cinq jours avant, ce militaire avait monté la garde et avait ressenti un peu de fatigue à la suite. Bientôt après survinrent du malaise, la perte de l'appétit, puis un sentiment de pesanteur dans la fosse iliaque droite, qui se propageait à tout le membre pelvien correspondant.

Le 19, des douleurs obtuses se déclaraient dans la fosse iliaque, mais sans trouble de la corrélation, sans chaleur anormale à la peau.

Le 20, ces douleurs prenaient un caractère décidé d'acuité, en même temps qu'il survenait un peu de fièvre. Il y avait augmentation de sensibilité à la pression, une certaine intumescence sur le point douloureux, sans dérangement dans les fonctions intestinales. On crut à une péritonite partielle et le malade fut envoyé à l'hôpital. Lors de notre première visite, le 21, voici quel était l'état de Pér... : douleurs vives, gravatives, dans la fosse iliaque droite ; pas de tension des parois abdominales sur ce point plus qu'ailleurs ; à la pression, ces douleurs sont augmentées ; la palpation, exercée dans l'état de relâchement des parois abdominales, perçoit une tumeur profonde, à base diffuse, occupant toute la profondeur de la fosse iliaque et présentant une dureté notable ; la portion d'intestin qui la recouvre en avant peut être aisément perçue, distendue qu'elle est par des gaz et des matières fécales.

Le cours des matières n'a pas été interrompu ; le malade a été à la selle la veille au soir. Il n'y a ni vomissements, ni nausées ; le pouls est plein, fort et bat 87 à la minute ; la peau est chaude et légèrement humide ; la face est animée.

Cette série de symptômes nous éloigne d'une manière absolue de l'idée d'une péritonite partielle ; nous écartons également tout soupçon de tumeur stercorale et nous diagnostiquons un phlegmon rétro-péritonéal iliaque (lisez pérityphlite). Comme notre malade n'a subi ni violence extérieure ni effort, nous pensons avoir affaire à un de ces phlegmons idiopathiques assez fréquents. Du reste, l'absence de fièvre typhoïde ou de dysentérie antérieure et l'excellent état du sujet ne permettent nullement de voir ici une phlegmasie symptomatique comme nous en avons parfois rencontré.

Nous faisons appliquer immédiatement vingt sangsues sur ia tumeur ; eau d'orge, cataplasme après la chute des sangsues et un bain au pied du lit pour la soirée.

Le 22. Les douleurs sont à peu près aussi vives ; la tumeur semble même avoir gagné en volume, sans s'accompagner toutefois de tension des parois abdominales sur le point correspondant. Les mouvements du membre pelvien droit sont gênés et exaspèrent la douleur locale. Le malade a eu une selle naturelle. Le pouls conserve de la plénitude et de la fréquence (89—91). Il y a de la céphalalgie et de la soif. Nouvelle application de sangsues (vingt), cataplasme, eau d'orge édulcorée, grand bain pour le soir au pied du lit.

Le 23. La nuit a été assez bonne ; diminution tranchée des douleurs ; même état de la tumeur ; souplesse des parois abdominales ; pouls large, dépressible, à 73—77. Absence de céphalalgie, désirs d'aliments. Bouillon, eau d'orge édulcorée, grand bain, cataplasme.

Le 24. Calme complet, chute du pouls à 65. On peut circonscrire la tumeur par la palpation à travers les parois abdominales sans exciter la moindre douleur. 30 grammes de sulfate de soude, frictions avec l'onguent mercuriel additionné de 4 grammes d'extrait de belladone pour 10 grammes d'onguent, tisane de saponaire.

A partir de ce moment l'état du malade va s'améliorant de jour en jour. La décroissance de la tumeur phlegmoneuse s'opère graduellement quoique insensiblement, et nous ne mettons en œuvre d'autre traitement que les frictions résolutives et une purgation saline tous les quatre jours.

Le 16 mars suivant, Per... quitte l'hôpital ; il est radicalement guéri. A la place de la tumeur, on perçoit par une palpation profonde, comme une plaque indurée, occupant le bas fond de la fosse iliaque.

Réflexions : Cette observation est un remarquable exemple de ces phlegmons rétro-péritonéaux survenant sans influence extérieures appréciable et rangés par conséquent dans l'ordre de ceux que nous dénommons idiopathiques. L'influence d'un traitement actif s'y manifeste dans toute sa puissance puisque nous avons obtenu en un temps assez court une franche résolution.

On sait pourtant la tendance de ces sortes de phlegmons à aboutir à la suppuration. Lorsque la constitution des sujets s'y prête, il faut, comme dans le cas présent, user largement des émissions sanguines locales ; c'est le moyen le plus actif pour diminuer l'hyperhémie, entraver sa fâcheuse tendance. Les frictions résolutives et les purgatifs ont ensuite une action incontestable pour hâter la décroissance de l'induration du tissu cellulaire.

Ces réflexions, faites en 1854, sont encore applicables aujourd'hui ; seulement nous remplacerons l'expression phlegmons rétro-péritonéaux par celle de pérityphlite primitive et nous considérerons, comme succédant à la fatigue, cette affection désignée sous le nom d'idiopathique, c'est-à-dire dont la cause échappe.

Observation VI.

Phlegmon sous-péritonéal de la fosse iliaque droite (pérityphlite primitive). — Gavoy. Gaz. des hôp., 1862, n° 15.

S... (Prosper), caporal au 97ᵉ de ligne, âgé de 22 ans, d'une constitution délicate, d'un tempérament nerveux, est transporté à l'hôpital du Val-de-Grâce, le 23 décembre 1861 (salle 27, nᵘ 10).

La veille il s'était présenté au médecin de son régiment, accusant dans tout l'abdomen de vagues douleurs qu'il attribuait à un refroidissement éprouvé la nuit précédente. Ces douleurs et l'état du malade empirèrent jusqu'au moment de son entrée à l'hôpital, au point que le 24 décembre, jour de la première visite, on eut pu croire à l'explosion d'une péritonite aiguë : face grippée, extrémités froides, pouls filiforme, cuisses fléchies sur l'abdomen ; dysurie, constipation, nausées fréquentes sans vomissements. Pendant toute la nuit, le malade a poussé des cris de douleur, et l'extrême sensibilité de l'abdomen en interdit complètement l'exploration ; vingt sangsues avaient été appliquées la veille par le médecin de garde. Prescription : trente sangsues à l'hypogastre, potion éthérée, trois pilules d'opium de 0.05 centigr.

Le 25. Depuis la veille au soir, les douleurs, bien que toujours fort vives, semblent se limiter dans la fosse iliaque droite, l'état général est singulièrement amélioré ; la peau est douce et moite ; le pouls a repris de l'ampleur ; le malade a uriné dans un bain de siège. La palpation du flanc droit est encore impossible en raison de la douleur. Quinze sangsues, deux pilules d'opium. Bain de siège.

Le 26. Le malade a plusieurs vomissements bilieux, auxquels il attribue le soulagement qu'il éprouve ; il exprime même un grand appétit. Bouillon, onct. merc., bain de siège.

Le 27. Le flanc droit est accessible à une palpation faite avec grande réserve et qui donne la sensation d'une masse rénitente, fusiforme d'environ 10 centimètres, large à son milieu de 7 centimètres, couchée le long et au-dessus du ligament de Fallope ; la constipation persiste toujours. Onct. merc., bain de siège, lavement huileux.

Le 29. Tumeur toujours plus facile à limiter, vu la diminution

de la douleur ; le malade a voulu se lever, mais pour faire quelques pas il a été obligé de se courber en avant, à cause d'une certaine difficulté d'extension de la cuisse droite sur le bassin ; cette
difficulté semble tenir simplement au tiraillement de la peau de la
paroi abdominale dans ce mouvement, d'où compression de la tumeur iliaque : en effet, quand le malade est couché, on peut obtenir l'extension et l'adduction complète de la cuisse, à la condi-
tion de refouler en haut les téguments antérieurs de ce membre;
il n'y a donc pas lieu de s'arrêter à l'idée d'une psoïtis.

Une application de sangsues fut encore faite le 2 janvier ; les
bains et les cataplasmes continués chaque jour, et le malade sor-
tit complétement guéri le 10 janvier.

OBSERVATION VII.

(Gavoy. Gaz. des hôp., 1862, n° 15.)

Joseph V..., grenadier au 89e de ligne, âgé de 26 ans, d'une
constitution remarquablement forte, n'accuse aucune maladie
grave antérieure.

6 décembre. Etant assis, sans s'être livré à aucune fatigue, à
aucun mouvement exagéré, il ressentit subitement dans le flanc
droit une douleur qui l'obligea de se coucher ; on lui prescrivit
une potion purgative qui ne produisit aucun effet, et son état ne
s'améliorant pas, il est transporté à l'hôpital le 11 décembre suivant et placé salle 27, n° 48.

A la visite du 12, le malade est dans le décubitus dorsal, les
cuisses ramenées sur le ventre qui est considérablement météorisé ;
la ligne de matité inférieure du foie remonte à la cinquième côte ;
par une pression méthodique, on arrive à circonscrire une tumeur
rénitente, hémisphérique, s'étendant de la crête iliaque droite à
l'ombilic; à ce niveau, la résonnance est un peu moins tympanique
que dans le reste de l'abdomen. Dans cette région aussi existe une
douleur spontanée, sourde, avec sensation de battements, sans
élancements aux parties voisines, douleur notablement augmentée
par l'exploration et qui alors conserve ce caractère particulier de
rester limitée au flanc droit, quel que soit le point de l'abdomen
sur lequel on exerce une pression.

La peau est chaude ; le facies fébrile ; le pouls large, à 90 puls.

Constipation opiniâtre depuis l'invasion ; il n'y a pas de vomissements. Trente sangsues loco dolenti ; lav. huileux.

Le 13. Persistance des mêmes symptômes. Même prescription.

Le 14. Le malade a eu plusieurs selles liquides ; diminution du
volume général de l'abdomen et par suite saillie relative, beaucoup mieux accusée et apparente à la vue, de la tumeur, qui occupe tout le flanc droit ; son relief au-dessus du niveau de la peau
peut être évalué à 5 centimètres à son point culminant, dont la
sonorité est très accusée. Onct. merc., bain de siège.

Le 15. Rémission de l'appareil fébrile ; sommeil et appétit ;
sueurs abondantes. Soupe maigre.

Dès cette époque, la tumeur diminua avec une rapidité remarquable ; la médication ne consista plus qu'en onctions mercu-
rielles, bain de siège et cataplasmes renouvelés chaque jour.

Le 18. Il ne reste plus, dans la région iliaque, qu'une tumeur
grosse comme un œuf, presque indolore, mobile à la palpation ;
une éruption assez abondante de sudamina recouvre la poitrine
et l'abdomen.

Le malade commence à se lever à partir du 20 décembre, il
n'éprouve aucune gêne dans la marche ; l'appétit se prononce
chaque jour davantage, et l'alimentation est graduellement augmentée.

Le 24. La palpation la plus profonde ne fait plus découvrir la
moindre trace de tumeur.

Sortie le 27 décembre.

OBSERVATION VIII.

(Husson et Dance. Répertoire gén. d'anat. et de physiologie, IV, 1827.)

Un maçon, âgé de 20 ans, jouissant habituellement d'une
bonne santé, fut pris le 14 septembre 1825 d'une colique sourde
accompagnée de vives douleurs qui se faisaient sentir principalement au niveau de l'ombilic. Il avale quelques tasses de vin chaud
dans l'espoir de se soulager, mais les coliques augmentent et sont
suivies de vomissements. Bientôt les douleurs se fixent dans la
fosse iliaque droite, où l'on applique douze sangsues ; il est enfin
reçu à l'Hôtel-Dieu le 17, où nous le trouvons dans l'état suivant :
Constipation depuis l'invasion de la maladie, coliques et douleurs

rémittentes, qui partent de la fosse iliaque droite et s'irradient dans le reste du ventre ; tumeur arrondie, non mobile, très douloureuse à la pression, du volume d'un gros œuf de poule, située dans la région iliaque droite, au niveau du cæcum ; abdomen souple et indolent dans le reste de son étendue, pouls légèrement accéléré, température ordinaire de la peau (vingt sangsues sur le point douloureux, orge gommé, cataplasme, lavement, bouillon).

Les 18 et 19. Soulagement, les coliques sont moins violentes, la constipation persiste, l'engorgement reste stationnaire. Mais les jours suivants, sous l'influence de trois nouvelles applications de sangsues, les coliques cessent entièrement, la tumeur s'affaisse, les selles prennent leur cours naturel, et le malade se trouve en état de sortir de l'hôpital le 29. Cependant, à cette époque un reste d'engorgement existait encore dans la fosse iliaque.

· OBSERVATION IX.

(Due à l'obligeance de M. Geffrier interne du service.)

Le nommé Han..., Eugène, âgé. de 19 ans, coiffeur, entre le 18 mai 1883, salle Saint-Louis, n°15 *bis*, dans le service de M. Millard, à l'hôpital Beaujon.

Comme antécédents pathologiques nous n'avons à signaler qu'un rhumatisme articulaire, survenu il y a deux ans, qui est resté limité au côté droit.

10 mai. Il sentit une douleur vague dans le ventre, sans cause appréciable.

Le 11. Il eut un vomissement ; la douleur se localisait dans la fosse iliaque droite.

Les 12 et 13. Il n'y eut pas de garde-robe.

Le 14. La tuméfaction devint évidente au niveau de la fosse iliaque droite. La douleur étant de plus en plus vive, on prescrivit un purgatif.

Il y eut des selles les 15 et 16 mai, mais elles sont supprimées depuis ce dernier jour.

Le 18. Au jour de son entrée, on constate une tuméfaction allongée à la partie externe de la fosse iliaque droite, dont elle occupe toute la hauteur. Cette tuméfaction est très douloureuse à la pression, la douleur se propage jusqu'au voisinagne de la ligne médiane. Il y a une certaine douleur à la pression sur presque toute l'étendue de la cuisse, mais les mouvements sont possibles et non douloureux. Il n'y a rien à noter du côté de la région lombaire.

La température est basse (37°,8 sous l'aisselle, le soir), le malade demande à manger. Prescription : douze sangsues au niveau de la fosse iliaque ; huile de ricin 20 gr. Limonade, une cuillerée de sirop de chloral pour la nuit, cataplasme.

Le 19. Selles abondantes à la suite du purgatif.

Le 22. Toujours aucune fièvre. Il réclame à manger avec insistance. La tuméfaction iliaque diminue un peu, mais reste douloureuse. Les piqûres des sangsues se sont enflammées et rendent la région plus sensible. Les selles sont normales.

Le 25. La tuméfaction a continué à diminuer, elle n'existe plus qu'à l'état d'empâtement profond, avec un bourrelet plus saillant, allongé de haut en bas, à la partie externe de la fosse iliaque. Cataplasmes, lavement purgatif les jours où il n'y a pas de selles.

2 juin. Sort absolument guéri.

OBSERVATION X.

(Due à l'obligeance de M. Geffrier, interne du service.)

G..., Claire, âgée de 19 ans, domestique, entre le 30 avril 1883, salle Sainte-Marthe, n° 16, dans le service de M. Millard, à l'hôpital Beaujon.

La malade affirme n'avoir jamais eu aucune maladie antérieure, jamais de grossesse ; ses règles ne sont pas très régulières et elle a un peu de leucorrhée, mais n'a jamais souffert du côté des organes génitaux.

22 avril. Elle fut prise de mal de gorge avec un peu de toux, saignement de nez et vomissements. Elle avait, dit-elle, des coliques sans diarrhée ; la douleur était marquée principalement du côté droit du ventre. Pas de constipation absolue. La marche devint bientôt difficile, les mouvements du membre inférieur droit étant très douloureux.

Le 27. Ses règles vinrent sans qu'il se produisît un grand changement dans son état. Il survint un bouquet de vésicules d'herpès à la commissure labiale gauche.

Le 30. Elle demande à entrer à l'hôpital ; ce jour-là elle marchait déjà plus facilement, et avait pu venir à pied de la place des Ternes à Beaujon.

On constate, à son arrivée, l'existence d'une tuméfaction dans le côté droit de l'abdomen ; elle présente environ le volume du poing, régulièrement arrondie, mate et rénitente. Elle ne descend pas jusqu'à la partie inférieure de la fosse iliaque et s'arrête en haut un peu au-dessous du bord inférieur du foie. Il n'y a pas de fluctuation. En arrière, la pression est assez douloureuse à la région lombaire, entre la crête iliaque et la douzième côte, on y sent une certaine tuméfaction. La malade affirme n'avoir jamais eu aucun trouble de la miction et n'avoir jamais rendu de sang ou de gravier dans son urine. L'état général n'est pas mauvais, sauf un peu de mal de tête et une diminution de l'appétit. La température axillaire est de 39°,2 le 30 avril au soir ; elle tombe à 37° le lendemain matin 1er mai. On ordonne un vésicatoire au niveau de la fosse iliaque droite et 30 grammes d'huile de ricin, qui occasionnent huit selles dans la journée.

2 mai. La tuméfaction et la douleur n'ont pas sensiblement diminué ; la flexion même forcée de la cuisse sur le bassin est facile et non douloureuse ; il en est de même des autres mouvements du membre.

Le 3. La tuméfaction a diminué ; elle n'est plus constatée, non plus que la douleur à la pression, au niveau de la région lombaire, et se cantonne de plus en plus dans la fosse iliaque droite. La malade demande à manger ; elle n'a pas eu de garde-robe depuis vingt-quatre heures.

Le 4. La douleur a beaucoup diminué ainsi que la tuméfaction.

Le 7. Fièvre vive ; le soir, douleur dans l'oreille droite (injections émollientes ; pom. merc. bellad.).

Le 13. Écoulement abondant de l'oreille ; la fièvre a disparu ; il y a encore de la douleur à la région iliaque.

Le 15. Pointes de feu au-devant de la région iliaque et en arrière de la crête iliaque, en un point resté douloureux.

Le 20. Très grande amélioration ; la tuméfaction a disparu ; grand appétit. L'oreille n'est plus le siège de douleur.

Le 23. La malade part pour le Vésinet, complétement guérie.

OBSERVATION XI.

(Communiquée par M. Richardière, interne du service.)

D..., âgée de 26 ans, papetier, entre, le 10 janvier 1883, dans le service de M. Bucquoy, à l'hôpital Cochin, salle Saint-Philippe, n° 17.

Comme antécédents pathologiques, nous ne relevons qu'une fluxion de poitrine, il y a dix ans. Depuis, toujours très bonne santé. N'était pas sujet à la constipation.

Sans aucune cause appréciable (fatigue, marche forcée, excès de boissons ou autres), la maladie a débuté brusquement, la nuit du 3 janvier, par ce que D... appelle une indigestion. Le malade a été pris de nausées, de vomissements, puis de frissons. Le lendemain est apparue la douleur du ventre. Cette douleur a été vive dès le début et localisée dans la fosse iliaque droite.

Pendant deux jours, le malade a eu de la constipation. Il ne peut dire si, dès lors, son ventre était ballonné.

Au moment de l'entrée à l'hôpital, le malade est en proie à une vive souffrance ; sa face est pâle, ses yeux sont cernés ; il a le facies abdominal. État saburral très marqué, langue un peu noirâtre. Fièvre assez vive (39°.5). Pouls fréquent. Le ventre est ballonné, très douloureux à la pression. Le malade se plaint de coliques spontanées.

Dans la fosse iliaque droite, il existe un empâtement, une rénitence très douloureuse. Cet empâtement a pour siège une tumeur qui, par sa situation et sa forme, rappelle le cœcum ; elle est mate, non fluctuante, douloureuse à la périphérie. *Trait. :* sangsues, lav. purgatif.

15 janvier. La douleur dans la fosse iliaque droite a presque complètement disparu. On sent encore à la palpation la tumeur, qui, contrairement à ce qui avait lieu au moment de l'entrée à l'hôpital, se meut librement dans le tissu cellulaire qui l'entoure.

Le 16. Une selle abondante.

Le 19. Les selles sont régulières ; mais le malade se plaint de ressentir encore quelques douleurs dans la fosse iliaque droite. La tumeur est appréciable à la palpation. Application d'un vésicatoire.

2 février. Le malade guéri, part pour Vincennes.

Observation XII (résumée).

E... (Arthur), 28 ans, piqueur des Ponts-et-chaussées, entre le 16 avril 1879, salle Saint-Philippe, n° 22, à l'hôpital Cochin, dans le service de M. Bucquoy.

Le 1er avril. Il est pris d'une douleur au niveau des fausses côtes droites qui disparaît par l'application d'un vésicatoire. Il ressent après, sans cause, une douleur dans la fosse iliaque droite, avec anorexie et constipation. Pas de vomissements, pas de fièvre, un peu de malaise. On trouve à l'entrée une tuméfaction résistante, sans fluctuation, présentant une surface un peu bosselée à sa partie externe ; gargouillement à la partie interne, matité en dehors seulement. Peau mobile sur la tumeur qu'il est impossible de déplacer. Abdomen tympanisé.

Sortie 26 jours après le début ; il reste à ce moment un peu de gonflement douloureux de la fosse iliaque droite.

Observation XIII (Paulier, thèse 1875).

Louise F..., âgée de 16 ans, domestique, entre le 31 mai 1873 dans le service de M. Damaschino, salle Saint-Pierre, lit n° 5.

La malade jouit habituellement d'une bonne santé ; réglée depuis un an ; pas de flueurs blanches. Elle raconte qu'il y a un mois et demi, elle a souffert violemment dans le ventre. Elle était alors constipée. Elle est entrée à l'hôpital où on l'a purgée ; on lui a mis un vésicatoire et maintenu des cataplasmes sur le ventre.

L'amélioration est survenue assez rapidement, et elle est sortie après douze jours. Depuis, elle s'est bien portée. Entrée comme domestique chez une marchande de boutons, elle employait une partie de son temps à polir des boutons de cuivre. Elle était alors généralement constipée et avait du mal à aller à la garde-robe.

Le 29 mai. Elle ressentit une violente douleur dans le ventre ; malgré les renseignements difficilement obtenus de cette malade, on peut supposer qu'elle a eu de la fièvre, à considérer la sensation de malaise et de soif qu'elle a ressentie. Dans la nuit, elle vomit ; mais pas de frisson, pas de céphalalgie, pas de toux.

Le lendemain, elle fit encore quelques courses, mais la fatigue et le malaise avaient augmenté. Inappétence complète. Elle est reçue à l'hôpital le 31 mai. Elle accuse une douleur très violente à l'hypogastre droit avec propagation à la partie antérieure et interne de la cuisse. Rien à la cuisse gauche. Elle se couche sur le ventre pour calmer la douleur. La palpation abdominale du côté douloureux détermine la contraction des muscles qu'il est alors difficile de déprimer. De l'autre côté, au contraire, le ventre est souple, et il est facile d'explorer la fosse iliaque gauche, sans déterminer de douleur. La fièvre est forte, mais la peau est très sèche, ce qui donne une sensation de chaleur mordicante, non en rapport avec le peu d'élévation de la température. Langue blanche, saburrale, sèche, large, haleine forte. Rien au cœur, ni dans les poumons.

1er juin. Vomitif. Ipéca, 2 gr. Cataplasme. Selles.

Le 2. Aucune amélioration. Eau de Sedlitz, 2 verres. Selles.

Depuis ce jour, elle va difficilement à la garde-robe; ses matières sont liquides; elle va à peine.

Le 4. Les douleurs sont toujours intolérables et n'ont subi aucune modification par les cataplasmes et les purgatifs. Ce fait élimine l'idée d'un embarras gastrique fébrile que l'on avait d'abord conçue. La fièvre ardente, la rougeur de la face, les pupilles dilatées, l'inappétence semblaient autoriser le diagnostic de dothiénentérie. Les nausées continuelles, la présence d'herpès labialis, la douleur excessive forçant la malade à se coucher sur le ventre, l'absence d'épistaxis, de diarrhée, de gargouillement de la fosse iliaque, de taches, de symptômes thoraciques doivent faire rejeter ce diagnostic. La douleur excessive de l'hypochondre droit, sa propagation à la cuisse droite, font penser à l'existence d'une pérityphlite. A la percussion, on constate, en effet, une matité très prononcée et étendue dans cette région au-dessus et en avant de l'épine iliaque antérieure et supérieure. On sent nettement en ce point une tumeur arrondie, quand la malade laisse déprimer ses muscles, qu'elle tient ordinairement contractés.

Le 5. Bain. Beaucoup d'amélioration; douleur diminuée.

Le 6. Le ventre est beaucoup plus souple, beaucoup moins douloureux. On sent une tumeur à la palpation. Cependant l'étendue de la matité à la percussion est diminuée.

Le 9. La malade se lève pour la première fois. Elle va mieux, toujours un peu de constipation. 45 gr. d'huile de ricin.

OBSERVATION XIV.
(Communiquée par M. Richardière interne du service)

Pérityphlite. Guérison par résolution au bout de vingt-sept jours.

M..., âgée de 17 ans, domestique, entre dans le service de M. Bucquoy, à l'hôpital Cochin, le 15 février 1883, où elle occupe le lit n° 11, dans la salle Saint-Jean.

Fille robuste, d'une bonne constitution. Bien réglée. Bonne santé ordinaire. La malade ne semble pas avoir fait de maladies antérieures. Toutefois comme elle parle difficilement le français, les renseignements pris sur ses antécédents sont forcément un peu incomplets. Elle paraît sujette à une constipation ordinaire qui, d'ailleurs, ne l'a pas beaucoup préoccupée jusqu'à ce jour.

Au moment de l'entrée, la maladie remonte à quatre jours. Elle a débuté brusquement par de la fièvre, des vomissements et de la douleur abdominale sous forme de coliques. Depuis, le malaise n'a cessé d'augmenter. Les frissons ont continué et la constipation s'est établie. Pas de selle depuis deux jours. Insomnie depuis trois jours.

Quand nous l'examinons pour la première fois, la malade est très abattue, dans le décubitus dorsal. Son facies est rouge, animé ; sa peau est chaude ; le pouls fréquent et plein. L'examen de tous les appareils est négatif. Les urines ne sont pas albumineuses. C'est en définitive dans l'abdomen que sont concentrés tous les phénomènes morbides. Notons que la langue est blanche, saburrale, qu'il n'y a pas eu de vomissement depuis l'entrée à l'hôpital.

Le ventre est ballonné, douloureux spontanément et surtout à la pression, qui est très pénible dans la fosse iliaque droite. En déprimant doucement la paroi abdominale, on constate dans la fosse iliaque la présence d'une tumeur allongée, dirigée obliquement de l'hypochondre vers l'épine du pubis. Cette tumeur est mate, rénitente. Elle semble entourée de tissus empâtés. Par la pression répétée, on détermine dans la tumeur un léger gargouillement. Cette tumeur reproduit la forme du cæcum, dont elle a aussi les dimensions.

16 février. Pendant la nuit, la malade a ressenti des douleurs abdominales vives. Elle a vomi un liquide verdâtre porracé.

Traitement. Dix sangsues sur la tumeur. Purgatif.

Le 17. Sous l'influence du traitement et du repos au lit, les signes généraux s'amendent. La douleur au niveau de la tumeur disparaît.

Le 18. Selle abondante.

Le 20. La fièvre a disparu. La température qui, dans les premiers jours, oscillait entre 38°.5 le matin et 39°.5 le soir, reste maintenant au-dessous de 38°.5.

Le 23. Le cours des garde-robes est complétement rétabli. On commence à alimenter la malade. Il reste dans la fosse iliaque une tumeur très nettement appréciable, mais qui n'est plus douloureuse.

Le 27. La malade, tout à fait convalescente, demande à se lever. La tumeur a presque complétement disparu.

Le 28. Sans cause appréciable, sans écart de régime, la malade est prise de vomissements verdâtres, d'apparence péritonitiques. Son ventre devient douloureux sans être très ballonné. Il est douloureux à la pression. Toutefois la malade réagit assez bien. Son état ne paraît pas bien grave.

Du 1er au 5 mars. Même état.

L'amélioration apparaît de nouveau et la malade quitte l'hôpita le 5 avril.

Nous devons mentionner l'expulsion, à plusieurs reprises, de lombrics.

Y a-t-il un rapprochement à faire entre l'inflammation péricæcale et l'affection vermineuse?

OBSERVATION XV.

(Recueillie par M. Monnier, interne des hôpitaux.)

Pérityphlite. Guérison par résolution au bout de vingt-sept jours.

R... Jean, âgé de 25 ans, jardinier, entre salle Saint-Pierre, n° 57, à l'hôpital Necker, dans le service de M. le professeur Trélat, le 23 juillet 1879.

Le malade a toujours joui d'une bonne santé; il aurait avalé une grosse épingle, il y a 16 ans, mais aucun trouble n'en est résulté.

18 juillet. Il se lève bien dispos, quand vers 6 heures du matin, il se sent pris de coliques très vives, qui durent toute la journée.

Le 19. Les coliques redoublent et se localisent dans le flanc droit ; de la diarrhée se montre fort abondante. Anorexie complète, fièvre.

Pas de nausées, ni de vomissements.

Traitement. — Six sangsues. Cataplasme. Purgatif salin.

Son médecin l'envoie à Necker, le 23 juillet ; les coliques et la diarrhée ont persisté.

Au moment de l'entrée, on observe de la prostration et une grande faiblesse. Le facies est légèrement grippé. Fièvre modérée.

On observe dans le flanc et la fosse iliaque droits une tuméfaction profonde, adhérente, douloureuse, s'étendant du côté de la colonne vertébrale, arrondie, immobile, mate à la percussion. Les téguments ont conservé leur coloration normale. Le ventre est indolore à gauche, il n'est pas ballonné.

La marche est assez pénible, mais il n'y a pas rétraction du membre, seulement une légère flexion qui disparaît dans le décubitus dorsal.

Traitement. — Repos, potages, cataplasmes.

Le 25. Diminution de la tuméfaction. Douleur moindre. La diarrhée, qui existait la veille, a cessé. Anurie. État général meilleur.

Le malade est gai. L'appétit renaît.

Le 26. L'amélioration n'a pas persisté. Tous les symptômes ont reparu : douleur, diarrhée, fièvre, sueurs abondantes. Pas de fluctuation. Cataplasmes.

Le 27. Même état. Prostration. Sueurs. Pas de fluctuation. Diarrhée. Cataplasme.

Le 28. Même état. Sueurs. Anorexie. Pas de fluctuation. Cataplasmes.

Le 29. Un peu d'amélioration. Trois selles en vingt-quatre heures. Pas de suppuration profonde.

Le 31. Diminution du volume de la tumeur. Pas de fluctuation. Aucun signe de suppuration profonde. Une selle en vingt-quatre heures.

Appétit. Facies meilleur. Cataplasmes.

1er août. Longueur de la tumeur, 10 centimètres.

Sonorité au niveau de la tumeur et gargouillement. État général bon. Le malade voudrait se lever. Cataplasmes.

Le 30. L'amélioration locale continue.

Longueur de la tumeur, 8 centimètres. Le gargouillement a disparu. Sonorité parfaite.

État général excellent. Bon appétit.

6 septembre. Diminution de la tumeur de 1 centimètre. Le mieux continue.

Le 16. Il part complétement guéri.

OBSERVATION XVI.

(Communiquée par M. Thibierge, interne du service).

F... Henri, âgé de 13 ans, entre dans le service de M. Archambault, à l'hôpital des Enfants Malades, le 21 février 1882. Il occupe le n° 7 de la salle Saint-Louis.

A eu la rougeole autrefois. Pas d'autres maladies sérieuses. L'enfant est apprenti dans une fabrique de colle. Il porte souvent des fardeaux assez lourds.

Il était mal en train depuis quinze jours ou trois semaines quand l'affection a débuté.

12 février. L'enfant était sorti, mais ne s'était pas fatigué. Il avait peu mangé ce jour là.

Le 13. A neuf heures du matin, il se mit à vomir des matières noires, dit-il, les vomissements n'ont pas reparu depuis. Depuis le même moment, l'enfant souffre dans la fosse iliaque droite.

Les douleurs sont spontanées sans irradiations dans le membre inférieur. Elles sont réveillées par les mouvements qui les exagèrent surtout au niveau du pli inguinal.

Depuis le 13, l'enfant est au lit, avec une inappétence complète. Chez lui, il a eu de la diarrhée, provoquée par des purgatifs. Avant, il n'avait ni constipation, ni diarrhée. Il a saigné du nez le 19. Le 21, il est amené à l'hôpital en voiture.

Le 21. Soir. Facies un peu abattu ; joues rouges. Un peu de céphalalgie. Quelques éblouissements. Langue fortement chargée, sans rougeur des bords et sans tremblements. Inappétence ; soif vive ; pas de nausées.

Abdomen ballonné, sonore, moins cependant dans la fosse iliaque droite. Douleurs dans cette fosse iliaque, peu réveillées par la pression, mais augmentées beaucoup par la percussion. Pas de douleurs dans l'hypochondre et dans la région lombaire. Pas de toux. Rien à l'auscultation. Pouls 116. Température 38,5.

Le 22. Même état. Pouls 100. Température 37,8. Un peu moins dépressible que la gauche. Dans la nuit, trois selles diarrhéiques jaunâtres. Température le soir 87,6. Pouls 96. Bains. Cataplasmes sur l'abdomen.

Le 23. Même état. Cataplasmes. Huile de ricin, 15 grammes. Langue un peu moins chargée, mais toujours blanche.

Le 24. Ventre moins ballonné. Douleur moindre dans la fosse iliaque. Les mouvements sont moins douloureux. Pas de diarrhée. Pouls régulier. Facies meilleur, pas d'appétit. Langue nettoyée, mais dépouillée ; pas de céphalalgie. Se plaint seulement de son ventre.

Le 25. Même état. La fosse iliaque droite reste toujours moins dépressible que la gauche. On y sent une tuméfaction qui est arrondie, peu résistante et se prolonge dans le flanc droit, en suivant la direction du côlon ascendant. Bains. Cataplasmes.

2 mars. État général bon. Appétit. Pas de diarrhée ni de constipation. Langue normale.

L'abdomen n'est presque plus douloureux.

Il reste seulement un peu de sensibilité à la pression de la partie droite.

L'abdomen reste un peu distendu. La fosse iliaque est moins tendue, mais il reste dans le flanc droit une tuméfaction assez résistante régulièrement arrondie.

Les mouvements de flexion et d'extension du tronc et de la cuisse ne provoquent plus la moindre douleur.

Le 8. Même état. L'enfant reste toujours au lit. Le côlon forme toujours une saillie allongée et résistante. Il n'y a plus du tout de douleur. Garde-robes régulières.

Le 12. Aucune douleur. Fonctions intestinales régulières. Il commence à se lever.

Le 19. Même état. La saillie allongée du côlon a entièrement disparu. L'enfant sort aujourd'hui.

Nous avons jusqu'à présent cherché à grouper les cas de périityphlite primitive qui se sont terminés par résolution ; nous allons présenter quelques observations dans lesquelles l'affection s'est compliquée, a abouti à la suppuration, s'est terminée par la mort ou par la guérison, après ouverture du foyer purulent à l'extérieur ou bien dans un des organes voisins. Nous mentionnerons aussi les récidives qui sont relativement assez fréquentes.

Observation XVII.

Périityphlite. Péritonite. Ictère. OEdème par compression de la veine-cave à son origine. (Enfants-Malades, M. Labric. Obs. recueillie par M. Landouzy interne du service.) Paulier, thèse 1875.

Bouillon (Edmond) entre le 3 mars dans la salle Saint-Jean, lit n° 37.

Antécédents. — Fièvre typhoïde au moment de la guerre. Diarrhée et quelques coliques dans la semaine qui a précédé la maladie, mais qui n'empêchaient pas d'aller et de venir.

État actuel. — L'enfant raconte que le 27 février, n'ayant éprouvé aucun malaise la veille, il travaillait comme d'habitude, quand il ressentit brusquement dans tout le bas-ventre une douleur vive, qui le força de s'arrêter et de rentrer chez lui, où il n'a cessé de souffrir jusqu'au 3 mars, jour de son entrée à l'hôpital. Ventre douloureux spontanément et à la pression ; anorexie complète ; pas de nausées ni de vomissements, une selle peu abondante, mais naturelle.

Les douleurs sont aussi vives le 27 et le 28, malgré le repos, le décubitus dorsal et les cataplasmes.

1er et 2 mars. Même état ; un médecin croit à une fièvre continue au début, et prescrit un cataplasme laudanisé et des lavements purgatifs. Le malade ne prend qu'un peu de bouillon et de la tisane.

Le 3. Les douleurs augmentent ; il est amené à l'hôpital.

Le soir, les douleurs sont vives, continues dans tout le bas-ventre, elles arrachent des cris à l'enfant.

L'interne de garde appelé constate une fièvre modérée et croit, d'après le facies et l'habitus du malade à une péritonite commençante.

Traitement. — Cataplasmes et lavement laudanisés. Le malade passe la nuit à se plaindre.

Le 4. Pouls mou, mais assez plein : 104.

Le malade pousse des cris plaintifs. Le facies est péritonéal, légèrement injecté ; il exprime la souffrance et la crainte ; les yeux sont grands ouverts, enfoncés dans l'orbite et cerclés de noir. L'enfant est assis sur son lit, le dos appuyé sur les oreillers, la cuisse gauche directement fléchie sur l'abdomen, la cuisse droite en demi-flexion, mais sans raideur ni contracture. Les mouvements de la cuisse droite semblent retentir un peu plus douloureusement dans la fosse iliaque droite que ceux de la cuisse gauche ; mais les douleurs provoquées semblent résulter, non de la contraction du psoas-iliaque mais de la synergie musculaire, qui fait sentir son action jusque dans la fosse iliaque droite.

Les douleurs sont vives, continues dans le bas-ventre ; le ventre est régulièrement ballonné, et donne partout de la sonorité par une percussion légère et superficielle. La percussion est douloureuse, surtout dans la fosse iliaque droite, où elle est beaucoup moins sonore que dans la fosse iliaque gauche. Les pressions douces, faites avec la paume de la main ou avec un doigt, sont indolentes dans les régions gauche et médiane et font crier le malade dans la fosse iliaque droite. Les pressions fortes sont un peu douloureuses à gauche et sur la ligne médiane et très douloureuses dans la fosse iliaque droite. Ni selle ni urine depuis son entrée à l'hôpital. Langue rouge à la pointe, gris sale à la base. Rien au thorax.

Traitement : Douze sangsues à la fosse iliaque. Julep diacode 40 grammes, huile de ricin 15 grammes avec huile de croton.

Le 4 mars, soir. Pouls 108. L'application des sangsues, qui ont abondamment coulé, est suivie d'une amélioration notable ; le facies n'a plus l'expression d'angoisse du matin ; les membres inférieurs ont repris leur rectitude, et leurs mouvements sont moins douloureux. La palpation de l'abdomen est moins pénible, excepté dans la fosse iliaque droite. La douleur et le ballonnement du ventre ne permettent pas de déprimer assez la paroi abdominale pour atteindre les parties profondes ; on sent toutefois que la fosse iliaque droite est plus pleine que la gauche. Toujours pas d'appétit ;

même langue que le matin ; le malade n'a pris que de la groseille et un peu de bouillon. Une selle demi-liquide et non douloureuse. Tendance au sommeil qui faisait défaut depuis le samedi.

Le 5. Même état que la veille. Pression un peu moins douloureuse. Traitement : Julep diacode. Frictions abdominales avec de l'onguent mercuriel belladoné, cataplasmes laudanisés, grand bain à onze heures. Soir. Dans la journée, les douleurs ont reparu pendant deux heures, presqu'aussi vives que la veille, avant l'application des sangsues. Le soir, elles n'apparaissent que par la palpation du ventre.

Le 6. Le malade a souffert la nuit. Facies un peu plus abdominal que la veille; teinte un peu ictérique; les conjonctives sont jaune-verdâtre, les urines, couleur acajou, et non albumineuses. L'abdomen est plus distendu que la veille et présente partout de la sonorité. La percussion du foie n'est pas possible à cause de la douleur.

Pas de selles depuis l'avant-veille.

Traitement : Onguent belladoné. Sirop diac., calomel, 0,10 centigrammes en 10 paquets.

Soir. Se plaint de temps à autre de douleurs vives dans la fosse iliaque droite. Facies plus abdominal, toujours légèrement jaunâtre. Pouls, 100 puls., non péritonéal. Ni vomissements, ni envies de vomir. Langue chargée à la base et rouge à la pointe. Même état de l'abdomen. Après le calomel, selles très aqueuses et très fréquentes.

Le 7. Ballonnement étendu à tout l'abdomen. Douleurs spontanées dans tout le côté droit et dans l'abdomen. Même aspect légèrement jaunâtre. Urines toujours ictériques.

Traitement : Frictions. Cataplasmes. Sirop diac.; calomel 0,10 centigrammes.

Soir. S'est moins plaint dans la journée, facies un peu meilleur. Réclame à manger; prend un peu de bouillon sans avoir envie de vomir. Selles fréquentes et verdâtres. Décubitus presque horizontal.

Le 8. Facies plus jaune. S'est plaint une partie de la nuit. Mêmes douleurs spontanées et provoquées, toujours plus vives à droite. De ce côté, la percussion depuis les fausses côtes jusqu'à la crête iliaque, donne un son plus clair que les jours précédents. Impossible, à cause de la douleur, de sentir ce qu'il y a sous la paroi abdominale. Urines toujours ictériqnes.

Soir. Même état.

Le 9. Aspect meilleur. Calomel, 0,10 centigrammes. N'en prend que 4 centigrammes qui donnent plus de trente selles dans la journée.

· Le 10. Même état de l'abdomen. Bouillon matin et soir. Les selles aqueuses continuent. Matière biliaire abondante dans les urines qui ont la couleur de la bière anglaise.

Le 11. Facies toujours jaune. Même état des urines. Quinze selles aqueuses, jaune verdâtre, depuis le matin. Disparition des douleurs spontanées de l'abdomen.

· *Traitement* : Cataplasmes. Ext. opium, 0,10 centigrammes. Bismuth. 4 grammes.

Après la visite, malaise, angoisse, cyanose de la face, sans claquement de dents, ni sensation de refroidissement.

Soir. Figure meilleure. Pouls, 104. Même état.

· Le 12. Les douleurs spontanées vont en diminuant, selles fréquentes, liquides, jaune-verdâtre, pas de vomissements.

Les 13 et 14. Même état du côté de l'abdomen. Œdème de la face dorsale des pieds ; rien au thorax, rien dans la poitrine.

Le 15. Amaigrissement général. Peau moins jaune, conjonctive presque blanche, presque plus de matière colorante de la bile dans l'urine. Ventre encore ballonné, mais souple ; se laisse déprimer à droite sans grandes douleurs. Toujours œdème des membres inférieurs. Épistaxis. Rien au cœur.

Le 17. Même état du ventre. Le malade mange avec plaisir. Toujours œdème des jambes. Rien dans les urines.

Le 21. L'œdème occupe la face postérieure des cuisses, des mollets, des malléoles et la face dorsale des pieds. Il ne peut guère s'expliquer que par une compression de la veine cave à son origine, compression exercée par le tissu cellulaire post péritonéal enflammé par le fait de la pérityphlite. Pas d'ascite, pas d'œdème des parois abdominales, pas d'albumine dans les urines, pas d'œdème de la face ; les conjonctives sont blanches, la peau est très légèrement jaune. Ventre toujours un peu ballonné, souple et douloureux à gauche, à droite, tendu, dur depuis les fausses-côtes jusqu'en bas de la fosse iliaque. Deux selles diarrhéiques,

Le 24. Moins d'œdème des membres inférieurs ; matité limitée à la fosse iliaque droite ; la diarrhée a disparu.

Le 26. Moins d'œdème des membres inférieurs ; rien dans les urines. Même état de la fosse iliaque, état général bon, appétit, digestions non douloureuses.

Le 12 avril. Nous voyons le malade après quinze jours de congé pendant lesquels l'amélioration s'est accentuée de jour en jour ; l'œdème a disparu. Dans l'hypothèse que nous avons émise que l'œdème avait été produit par la compression de la veine-cave, nous admettons que le petit phlegmon post-péritonéal s'est terminé par résolution.

La palpation de tout le côté droit de l'abdomen n'est pas douloureuse. On sent manifestement encore de l'empâtement vers la partie la plus profonde et la plus interne de la fosse iliaque. Aucune douleur spontanée ; les digestions ne sont ni longues, ni difficiles, ni douloureuses ; garde-robes régulières, physionomie bonne ; l'embonpoint commence à revenir, le malade se lève.

Le 18. État général très bon, les forces et l'embonpoint sont revenus, la pression de l'abdomen, facile et indolente, indique encore un peu d'induration dans le fond de la fosse iliaque.

Le 2 mai. Exeat. C'est à peine s'il reste encore un peu d'empâtement dans le point le plus profond et le plus interne de la fosse iliaque droite.

OBSERVATION XVIII.

(Communiquée par M. Geffrier, interne du service.)

Pérityphlite. Péritonite de voisinage.

Gerbier (Charles), âgé de 14 ans 1/2, entre le 7 février 1882 salle Saint-Jean, n° 12, dans le service de M. Labric, à l'hôpital des Enfants-Malades. Il n'a jamais fait aucune maladie grave, il a cependant l'aspect peu robuste. Pendant la nuit du 2 au 3 février, après s'être fatigué outre mesure, les jours précédents, il se réveille avec une très vive douleur dans le ventre ; puis il lui survient de la diarrhée. On lui applique des cataplasmes sur le ventre.

Le 5 février. L'appétit était absolument nul ; il se produisit un vomissement bilieux.

Le 7. Il entre à l'hôpital. Il a encore un peu de diarrhée. Tout le ventre est douloureux, mais la sensibilité est à son maximum au niveau de la fosse iliaque droite où la plus légère pression est insupportable, aussi est-il impossible de rechercher s'il existe de la tuméfaction. Tout le ventre d'ailleurs est dur et tendu, surtout dans sa partie inférieure. La région de la fosse iliaque droite est mate à la percussion dans toute son étendue. Le soir du jour de l'entrée, il y a 39° dans le rectum.

Le 8. Même état que la veille. Prescription : calomel, 0,30 centigrammes en une seule dose, huit sangsues au niveau de la fosse iliaque droite, cataplasmes laudanisés sur le ventre. Potion avec 0,05 centigrammes d'extrait d'opium.

Le 9. Plusieurs garde-robes à la suite du calomel. État général non modifié. Tout l'abdomen reste sensible, mais le météorisme a diminué ; c'est toujours dans la partie inférieure du ventre, et du côté droit, que la douleur est plus vive ; on trouve en ce même point de la rénitence et de la matité. Potion ext. théb., 0,05 centigrammes. Onct. bellad., cataplasme.

Le 11. Vomissements verdâtres, à plusieurs reprises, cette nuit. La face est altérée, jaunâtre et un peu grippée. Glace, calomel, 0,10 centigrammes avec sucre en poudre, divisé en dix paquets, à prendre d'heure en heure ; onguent mercuriel belladoné sur le ventre.

Les vomissements ne se reproduisent pas dans la journée.

Le 13. Vive souffrance, malgré 0,10 centigrammes d'extrait d'opium. Selles diarrhéiques, après l'administration de 0,10 centigrammes de calomel. Pas de vomissements. Six sangsues à l'hypogastre. Potion avec 0,10 centigrammes d'extrait d'opium.

Le 14. Le ventre est un peu ballonné, vomissement vert ce matin ; douleur moins violente. Onction avec : onguent mercuriel, 40 grammes, extrait de belladone, 10 grammes ; cataplasme ; potion avec extrait opium, 0,10 centigrammes ; potion avec hydrate de chloral 2 grammes.

Le 15. Ventre moins douloureux, vomissements continuels. Même traitement, plus calomel, 0,10 centigrammes en une dose.

Le 16. La douleur et l'empâtement se localisent de plus en plus à la fosse iliaque droite.

Le 18. Même état. Pas de sommeil ; plus de vomissements. Badigeonnage de teinture d'iode, recouvert de collodion.

Le 20. On constate à la palpation du ventre, au dessus de la

fosse iliaque droite, une sensation de frottement péritonéal. In-
jection de morphine 0,005 mgr. matin et soir.

Le 23. Le ventre reste douloureux, il est plus dur et plus tendu ;
pas de vomissements ; le malade tousse beaucoup. Pas de garde-
robe depuis deux jours, malgré 0,10 centigr. de calomel.

Le 25. Nuit plus calme. Le ventre est plus souple, moins douloureux. Râles de bronchite.

Le 28. Muguet sur la langue et le voile du palais. Le ventre
reste peu tendu et peu douloureux. Selles régulières. Badigeonnage des parties atteintes de muguet avec une solution de nitrate
d'argent au 1/10 ; lavage avec l'eau de Vichy.

2 mars. La tuméfaction iliaque est actuellement bien limitée,
elle est irrégulière et dure, dépassant le volume d'une noix, facile
à sentir à travers la paroi abdominale devenue tout à fait souple.

Le 4. Diarrhée.

Le 5. Diarrhée ; cependant l'appétit revient, la tumeur diminue
rapidement.

Le 10. Le ventre est tout à fait souple ; la tuméfaction de la fosse
iliaque droite a complétement disparu. Il n'y a presque plus de
toux et les râles de bronchite ont disparu ; le malade commence à
se lever.

Le 12. On voit revenir rapidement les couleurs et un peu d'embonpoint.

Exéat le 16 mars.

Il rentre le 3 avril.

Depuis son départ, il s'est livré à quelques écarts de régime,
aussi la diarrhée ne l'a pas quitté ; le ventre s'est ballonné de nouveau et par moments il souffre vivement dans la fosse iliaque
droite. Le teint est cependant assez bon. Il n'y a plus de toux ;
aucun râle dans la poitrine.

4 avril. Six selles diarrhéiques en vingt-quatre heures. La pression est douloureuse dans la fosse iliaque droite où l'on peut sentir
une tuméfaction profonde. Cependant après quelques jours de
repos, tout rentre dans l'ordre et il part en convalescence.

Observation XIX (Husson et Dance, répertoire de Breschet, 1827).

Engorgement phlegmoneux dans la fosse iliaque droite ; plus tard,
symptômes de péritonite combattus avantageusement par un traitement antiphlogistique. Terminaison du phlegmon par une suppura-
suppuration abondante dont l'évacuation s'est opérée dans l'intestin.
Guérison.

Jeune homme de 26 ans. Douleur sourde, accompagnée de tension et de gonflement dans la fosse iliaque droite, depuis quelques
jours. Sans cause, pas de fièvre. Coliques et constipation. Sixième
jour, douleurs dans tout le ventre, fièvre, pouls petit, serré. Quelques vomissements les jours suivants.

Septième jour, rémission. Dureté et gonflement dans la fosse
iliaque droite.

Neuvième jour, tumeur volumineuse, douloureuse et soulevant
la paroi abdominale.

Treizième jour. Emission de deux verrées de pus épais et ino-
dore. Affaissement de la tumeur.

Vingtième jour. Engorgement remplacé par une dureté profonde, indolente.

Départ de l'hôpital au bout d'un mois et quelques jours.

Observation XX (Husson et Dance, id.).

Homme de 25 ans. Depuis trois semaines, coliques après les
repas. Trempé par la pluie. Douleur dans la fosse iliaque. Constipation. Tumeur hémisphérique dépassant la ligne médiane ; fluctuation obscure. Issue du pus dans les selles le treizième jour de
l'entrée à l'hôpital.

Observation XXI (Husson et Dance, id.).

Homme de 25 ans. Ténesme, douleur, tuméfaction de la fosse
iliaque droite. Constipation. Pas de fièvre. Quelques nausées.
Quelques troubles de la miction. Pas de constipation antérieure.
Pas d'excès. Issue du pus au bout de quinze jours.

OBSERVATION XXII (Husson et Dance, id.).

Jeune homme. Durée du début, pas indiquée, coliques, diarrhée. Symptômes : douleurs, empâtement de la fosse iliaque. Péritonite. Mort. Durée huit à dix jours. Autopsie : pérityphlite, propagation au tissu cellulaire de la fosse iliaque et du petit bassin. Intégrité du cœcum.

OBSERVATION XXIII (Husson et Dance, id.).

Homme de 25 ans. Durée du début : trois semaines. Coliques. Cause : refroidissement. Symptômes : coliques, constipation, tumeur, fluctuation, ouverture dans le cœcum. Guérison. Durée totale : vingt-neuf jours. Empâtement persiste.

OBSERVATION XXIV (Tissier, thèse 1865).

Homme de 18 ans, graveur. Durée du début : trois semaines. Cause : écarts de régime, diarrhée, coliques. Symptômes : douleur, tumeur, péritonite. Guérison. Deux rechutes. Durée totale : six semaines environ. Reste de l'empâtement.

OBSERVATION XV (Paulier, thèse 1875)

Homme de 24 ans, tourneur. Prodromes : diarrhée et coliques habituelles. Symptômes : tumeur, péritonite généralisée. Mort. Autopsie : lésions de péritonite, pérityphlite, cœcum non perforé, tissu cellulaire péri-cœcal infiltré de pus. La tunique péritonéale se sépare facilement de la tunique musculaire de l'intestin.

OBSERVATION XXVI.

(Frilley. Recueil de mémoires de méd. milit., 1867, 3e série. n° 18.)

Pérityphlite. Suppuration. Ouverture du foyer dans l'intestin. Guérison.

Odenthal (Baptiste), âgé de 29 ans, soldat au 2e de cuirassiers, se trouvant attablé dans une brasserie avec quelques-uns de ses camarades, le dimanche 8 avril 1866, ressent subitement, à trois heures du soir, une douleur violente dans la fosse iliaque droite ; à cette douleur succèdent des coliques fort douloureuses, qui persistent pendant la nuit suivante pour se calmer vers le matin. La journée du lundi n'est pas mauvaise, mais le mardi matin, les coliques ayant reparu plus violentes encore, le malade est apporté à l'hôpital dans le service de M. Prud'homme, médecin principal.

Cet homme, qui est d'une constitution sèche et vigoureuse, supporte avec énergie de vives douleurs abdominales qu'il accuse surtout à droite ; le ventre est sensible à la pression et un peu météorisé ; la respiration est gênée et pendant la journée, il y a, comme l'avant-veille, quelques vomissements bilieux. En dehors de ces symptômes un peu inquiétants, qui pourraient faire soupçonner une péritonite, il n'y a pas de réaction fébrile, pas de chaleur à la peau ; le pouls est développé, mais sans exagération de sa fréquence. On prescrit un bain de vapeur qui n'amène pas de soulagement marqué.

11 avril. Même état. Constipation. Pas de vomissements. Sensibilité abdominale persistante, surtout à droite. Ventouses scarifiées sur le ventre.

Le 12. Pas de changement sensible. Un grand bain ; embrocations huileuses et cataplasmes sur le ventre ; lavement salé.

Le 13. Le pouls se maintient, comme les jours précédents, entre 75 et 80 ; il n'y a ni frissons, ni sueurs. Constipation persistante qui nécessite une potion purgative.

Les 14 et 15. Le météorisme disparaît ; le ventre n'est plus que fort peu sensible. Bain de son et bain de siège chaque jour.

Le 16. Mieux sensible ; le malade réclame lui-même quelques aliments qui lui sont accordés. Ce même jour on commence à voir se dessiner, au milieu de l'empâtement de la fosse iliaque, une tumeur circonscrite, très peu sensible à la palpation ; cette tumeur donne une sensation de fluctuation obscure et profonde, qui ne permet pas de mettre en doute l'existence d'un abcès sous-péritonéal. Bain de siège, cataplasmes.

Du 17 au 20. L'état général reste satisfaisant ; le malade mange le quart d'aliments et prend chaque jour deux bains de siège. La tumeur proémine de plus en plus sans que la fluctuation devienne plus superficielle et plus sensible ; il n'existe aucune indication formelle de tenter une ouverture, même exploratrice.

Le 20. Application d'un large vésicatoire.

Du 21 au 30. Les derniers jours du mois ne sont marqués par aucun phénomène général saillant, si ce n'est l'amaigrissement du malade, malgré une alimentation qui est portée successivement à la demie puis aux trois-quarts. Le faciès devient pâle et un peu cachectique. Localement, au contraire, nous pouvons constater avec étonnement la diminution graduelle de l'empâtement de la fosse iliaque, une délimitation de plus en plus nette de la tumeur, dont le volume se restreint de jour en jour, jusqu'au point de ne plus excéder un diamètre de cinq centimètres; en même temps, cette tumeur a pris de la consistance, comme si nous allions avoir affaire à une terminaison par induration ; à sa place, on perçoit comme une plaque résistante occupant le bas-fond de la fosse iliaque. L'appétit est excellent; les digestions sont faciles et les selles régulières.

1er mai. Le malade se plaint de quelques coliques, à la suite desquelles, il rend, en allant à la selle, une certaine quantité de pus, qu'il évalue à près d'un demi-verre.

Le 2. La tumeur ne donne plus la même sensation, elle paraît diminuée de volume, mais comme entourée de nodosités, qui tiennent sans doute à l'engorgement des tissus qui l'avoisinent. Le pouls est petit et lent (60 puls.). A la suite de quelques coliques, le malade rend encore du pus à deux reprises différentes.

Le 3. L'élimination du pus continue encore à plusieurs reprises pendant cette journée, mais par quantités très faibles chaque fois et sans coliques.

Le 4. Il n'existe plus dans la région iliaque qu'un noyau d'induration que l'on peut déprimer sans aucune douleur et dont le volume n'excède point celui d'un œuf de pigeon. Toutes les fonctions s'exécutent régulièrement. A partir de ce jour jusqu'au 22, date de la sortie du malade de l'hôpital, nous n'avons plus à signaler que la diminution progressive de ce noyau d'induration, dont la résolution parut favorisée par l'emploi de l'électricité. Toutefois, la débilitation qui avait atteint notre malade, décida M. le médecin en chef à le proposer pour l'envoi aux eaux de Bourbonne, et nous avons pu nous assurer, trois semaines plus tard, que l'état cachectique, qu'il avait présenté, n'avait point encore disparu.

Dautel.

Observation XXVII.

(Albers, de Bonn, journal l'Expérience, 1839, t. IV (traduction.)

Pérityphlite suppurée. Fusées purulentes. Mort. Autopsie.

Un enfant, âgé de 8 ans, qui n'avait éprouvé d'autre maladie que la variole et la scarlatine, éprouva tout à coup, pendant l'été de 1828, un refroidissement qui fut bientôt suivi d'une fièvre intense et de douleurs dans l'abdomen ; ces dernières, dont le siège primitif avait été la région épigastrique, s'étendirent d'abord vers la région iliaque droite, puis à toute la paroi antérieure de l'abdomen, dont toute l'étendue et surtout la moitié droite étaient très douloureuses à la pression. Le décubitus dorsal était moins douloureux, le pouls petit, l'urine rouge et trouble, la soif vive, tout enfin annonçait une fièvre inflammatoire. Il existait du dévoiement, mais il nous fut impossible de savoir s'il tenait à la maladie ou bien à un médicament qu'on avait donné à l'enfant ; bientôt survinrent des vomissements qui furent suivis de constipation ; la face prit le caractère qu'on lui reconnaît dans la péritonite, et qu'on désigne sous le nom de face grippée. On crut que l'enfant était affecté de péritonite ; les émissions sanguines locales, le mercure à l'intérieur et à l'extérieur, les fomentations, rien ne put arrêter la marche de la maladie ; vers le neuvième jour, la fièvre prit un caractère nerveux et le malade succomba.

A l'autopsie, on trouva que le péritoine des parois abdominales et des intestins était parfaitement sain, excepté dans une étendue d'une pièce de 5 francs au niveau du cœcum ; là, il était évidemment enflammé et on y remarquait quelques flocons de lymphe plastique. En examinant par hasard cette région, on y remarqua de la fluctuation et une incision donna issue à environ deux demi-tasses de pus. On fit alors une incision à travers les téguments dans la fosse iliaque et on trouva que le tissu cellulaire qui environne le cœcum était entièrement détruit par la suppuration. Cette dernière avait disséqué en partie le cœcum, s'étendait en arrière jusqu'au delà de ce viscère et en avant entre les muscles abdominaux jusqu'au delà de la région iliaque ; les muscles avaient été pour ainsi dire disséqués ; le cœcum était ramolli. se laissait facilement déchirer et sa muqueuse était d'un rouge foncé. Il n'existait aucune perforation. Le psoas était d'un rouge foncé et un peu ramolli tous les autres viscères de l'abdomen étaient à l'état normal; les poumons congestionnés, rien au cerveau.

OBSERVATION XXVIII.

(Communiquée par M. Richardière, interne du service.)

Le 17 janvier 1883, entre à Cochin, salle Sainte-Marie, n° 10, dans le service de M. Bucquoy, un nommé S..., âgé de 17 ans, cordonnier.

Le malade raconte avoir été pris, il y a dix-huit mois, d'accidents semblables à ceux pour lesquels il entre actuellement à l'hôpital. Il est resté sept jours dans le service de M. Th. Anger, qui diagnostiqua une pérityphlite. Jamais il n'a eu d'autre maladie.

Depuis cette époque il allait très bien, n'ayant pas de constipation, lorsque dans la nuit du 15 au 16 janvier il est pris de coliques violentes. Le lendemain, une diarrhée abondante survient. Au moment du premier examen, nous constatons une fièvre assez vive, un état saburral marqué avec langue blanche, pâteuse, nausées. Le ventre est un peu ballonné, surtout à la partie inférieure qui forme au niveau des fosses iliaques et sur la ligne médiane (partie sus-pubienne) un relief très marqué. La tuméfaction est toutefois plus prononcée du côté droit. La palpation est douloureuse à droite et à gauche. La tumeur est légèrement sonore, un peu gargouillante. Elle présente une légère fluctuation.

20 janvier. La tumeur a diminué de volume. Elle est, à cette date, bien plus prononcée du côté droit que du côté gauche.

Le 22. La tumeur s'est encore affaissée. Le malade a d'ailleurs eu beaucoup de diarrhée depuis deux jours et on a pu constater dans les garde-robes la présence d'un peu de sang. L'affaissement de la tumeur rend l'examen local bien plus facile, et on peut alors constater que la tumeur a bien la forme du cæcum. De plus, elle est entourée de plaques indurées et reliées à la paroi abdominale par des brides larges et courtes, facilement appréciables.

Le 26. La tumeur a presque complètement disparu. Il ne reste plus qu'à la partie externe un noyau induré, qui est certainement dû à des adhérences reliant le tissu péri-cœcal à la paroi abdominale.

OBSERVATION XXIX.

Pérityphlite suite de traumatisme. Suppuration. Ouverture de l'abcès
par la paroi abdominale. Guérison. (Paulier, thèse 1875).

Le nommé X..., âgé de 22 ans, tourneur en cuivre, d'un tempérament lymphatique, entre le 8 janvier 1875, salle Saint-Louis, lit 32, dans le service de M. Const. Paul. Le malade, bien portant jusqu'au 1ᵉʳ janvier, a fait sur la glace une chute en avant. Dès le lendemain, douleurs assez vives à la région cæcale. Pendant trois jours, cette douleur s'apaise et permet encore au malade de travailler ; elle revient le 6 janvier, plus violente que jamais et oblige le malade à garder le lit ; quelques vomissements bilieux surviennent sans frissons ni fièvre ; en même temps, anorexie et constipation opiniâtre. Les vomissements cessent le soir même ; la constipation ne disparaît que le 11 janvier. A son arrivéeà l'hôpital, le 8 janvier, on constate, au niveau de la région cæcale, la présence d'une tumeur légèrement proéminente, peu douloureuse et profondément empâtée. L'état général du malade est assez bon.

9 janvier. Le matin, même état. On prescrit des cataplasmes laudanisés et dix pastilles de calomel de 0,01 centigr. chacune, à prendre dans la journée et les jours suivants, jusqu'à disparition de la constipation.

Le 12. La constipation a cessé ; l'état général devient meilleur ; un peu d'appétit ; toutes les fonctions sont à peu près rétablies. L'état local, au contraire, s'aggrave. La tumeur devient plus volumineuse, plus douloureuse et de plus en plus empâtée, mais sans fluctuation et sans changement de coloration à la peau. Pas de fièvre.

Le 14. Les jours suivants, signes de plus en plus nets accusant une tendance à la suppuration ; les douleurs sont lancinantes, profondes, spontanées et exagérées par la pression dans la fosse iliaque droite ; les troubles des fonctions digestives reparaissent comme le jour de l'arrivée du malade.

Le 20. Œdème léger à la surface de la tumeur ; quelques frissons ; peu de fièvre d'ailleurs.

Le 22. Pas encore de fluctuation ; œdème de plus en plus large ; pas de rougeur à la peau.

Le 25. Fluctuation profonde, évidente, mais limitée au point central de la tumeur; rien du côté de la peau. Ponction simple avec un trocart de petit calibre ; il sort environ deux cuillerées de pus.

Le 27. Le pus se reproduit; une incision de 2 centimètres est faite ; on recueille une cuillerée de pus environ et on place une mèche à demeure dans le foyer.

Le 29. État local très bon ; pas de suppuration (traitement : mèche, cataplasme, lavage à l'eau tiède) ; l'œdème a disparu ; diminution considérable de la tumeur. État général satisfaisant, sauf de la constipation depuis le 26 janvier (sulfate de soude, 30 grammes).

5 février. Le malade est presque guéri ; la plaie est fermée, l'appétit revenu ; les digestions sont bonnes, pourtant encore un peu de constipation. Il reste un peu de sensibilité à la pression dans la fosse iliaque droite.

Le 10. Sort complétement guéri.

OBSERVATION XXX (résumée).

S... (Adolphe), 30 ans, journalier, entre le 22 avril 1879 à l'hôpital Cochin, salle Sainte-Marie, n° 4, dans le service de M. Bucquoy.

Bonne santé habituelle. Travail manuel très pénible pendant deux jours ; douleur sourde d'abord puis plus vive, forçant le malade à se coucher ; douleur d'abord diffuse, bientôt localisée à droite dans la fosse iliaque. Pas de frissons. Vomissements abondants, fièvre, agitation. Mouvement de la cuisse douloureux. Le lendemain, diarrhée, frissonnements, fièvre, sueurs. État saburral de la langue, anorexie.

Empâtement de la fosse iliaque droite, plus prononcé à la partie externe, allongé verticalement. Gargouillement. Constipation. Cuisses fléchies. Rien dans les autres organes.

Deux jours après, tumeur plus limitée, parallèle à l'arcade de Fallope. Empâtement ; téguments mobiles.

Les jours suivants, l'appétit renaît ; la douleur est moins vive, les mouvements de la cuisse sont faciles.

Au bout de sept jours, fosse iliaque droite plus douloureuse,

élancements, empâtement plus considérable, coïncidant avec phénomènes généraux plus accentués et un œdème de la racine de la
cuisse. Cet état persiste quatre jours et s'améliore rapidement.
Tout porte à croire que le pus s'est fait jour dans l'intestin, mais
jamais le malade n'a été pris du besoin subit d'aller à la garde-
robe et les selles n'ont pas été examinées. Il ne reste plus alors
qu'un noyau le long de l'arcade de Fallope.

Le malade sort parfaitement guéri, un mois après son entrée.

OBSERVATION XXXI.

Pérityphlite (récidive). — Observation lue à la Société médicale des
hôpitaux, le 9 mars 1883, par M. Gallard, médecin de l'Hôtel-Dieu,
et recueillie par M. Gendron, interne du service. (Union médicale,
1883, n° 54).

J. Nos..., âgé de 44 ans, Italien d'origine, né à Côme, exerçant
la profession de fumiste, est un sujet vigoureux, doué d'un certain
embonpoint et ordinairement bien portant. Vers l'âge de 10 ans,
il a séjourné en Afrique où il a contracté la fièvre intermittente ;
mais depuis qu'il a quitté ce pays, il n'en a jamais eu de nouvelle
atteinte. A l'âge de 18 ans, il fut pris d'accidents analogues à ceux
qu'il présente actuellement ; ils durèrent environ quinze jours. On
lui fit alors une application de sangsues, dont nous retrouvons les
traces sur la peau au niveau de la fosse iliaque ; il guérit complètement.

Depuis cette époque, il n'a éprouvé aucune indisposition semblable, les digestions étaient bonnes, les selles régulières. Pour
compléter ce qui concerne ses antécédents pathologiques, il ne
reste qu'à signaler une variole dont il fut atteint en 1870. C'est
d'ailleurs un homme régulier et modéré dans ses habitudes, faisant peu d'excès.

Dès le commencement de décembre 1882, il eut quelques troubles digestifs ; son appétit diminua, les selles devinrent moins
régulières, il avait un peu de constipation.

Le 1er janvier 1883, au lendemain d'une journée ordinaire, sans
le moindre excès, ni fatigue d'aucune sorte ; après un repas du
soir très modeste, il fut pris dans la nuit d'une douleur extrêmement vive dans la fosse iliaque droite, il eut ensuite une selle
diarrhéique ; cette douleur persiste depuis avec la même acuité.

Le 2. On le purgea avec du sulfate de soude; le médicament provoqua des vomissements et deux selles.

Le 3. On prescrivit une limonade purgative qui amena encore des vomissements, mais eut peu d'effet sur l'intestin.

Le 6. Son état éveillant une extrême inquiétude, il fut vu par M. Gallard, qui le fit conduire à l'Hôtel-Dieu et le fit admettre dans son service, salle Saint-Louis, n° 3.

Ce même jour, à la visite du soir, il se présente dans l'état suivant : le facies est peu altéré, mais le ventre est ballonné, les pressions y sont assez bien tolérées, sauf au niveau de la fosse iliaque droite, au-dessus du pli de l'aine, où elles éveillent une vive douleur. On sent à la palpation de cette région une zone d'empâtement profond, correspondant, à la percussion, à une diminution de sonorité, relativement aux autres parties distendues par les gaz ; la peau est saine et n'est pas sensiblement plus chaude que dans les parties voisines. Avec cela le malade accuse une inappétence absolue, la langue est très saburrale, il n'a ni nausées, ni renvois gazeux; l'émission des gaz se fait par l'anus; il y a de la constipation ; depuis l'administration du dernier purgatif, il n'y a pas eu de nouvelles selles. Pas de fièvre ; la température est normale. Le soir même, on applique vingt sangsues sur la région douloureuse.

Le 7. La nuit a été calme, la constipation persiste, mais il n'y a plus de vomissements. Le ventre est toujours tendu, le malade a ressenti quelques élancements douloureux dans la fosse iliaque droite. On prescrit un purgatif salin (eau de Sedlitz) qui provoque dans la journée trois selles liquides. Le régime alimentaire se compose exclusivement de bouillons. Des cataplasmes sont appliqués en permanence sur le ventre, et on fait des onctions avec l'huile belladonée (baume tranquille).

Le 8. La température du matin atteint 39°,5 ; l'empâtement et la douleur à la pression persistent. On applique vingt sangsues. Le soir, la température est descendue à 37°,6.

Le 9. La nuit a été bonne; la température du matin est à 38°,8 ; le pouls est fort et il a 84 pulsations; la peau est chaude et moite. La langue est toujours saburrale et l'haleine un peu fétide. Le malade est altéré et ne sent aucun appétit. Le ventre est moins sensible, la région iliaque droite un peu plus souple ; on sent cependant une certaine résistance profonde et une tuméfaction

circonscrite qui semble siéger autour du cœcum. Il n'y a ni irradiations douloureuses, ni rétraction dans le membre inférieur
correspondant. On donne 75 centigrammes de calomel, qui provoque trois selles liquides ; on continue le même régime alimentaire ; le ventre est couvert de larges cataplasmes.

Le 10. La température est descendue à 37°,2 ; la fosse iliaque a
recouvré sa sonorité et sa souplesse ; on ne sent que très peu d'empâtement et la pression est bien tolérée. Dans la journée, le malade a plusieurs selles liquides sans coliques.

Pendant les jours suivants, l'amélioration se maintient ; la fièvre
est tombée, l'empâtement disparaît peu à peu, la constipation
cède, seul l'appétit tarde à revenir et la langue reste chargée.

Le 15. On ajoute aux potages quelques aliments légers, des
légumes frais et le 18 on commence à donner un peu de viande.
La guérison paraît à ce moment définitive. Le malade a eu un
régime très réglé ; cependant, le 23, il est repris de quelques douleurs dans la fosse iliaque, la constipation est revenue depuis
quelques jours, et le soir la température remonte à 38°,2, on admi-
nistre 30 gr. d'huile de ricin, qui amènent trois selles. On prescrit
du vin de rhubarbe (une cuillerée à bouche tous les matins).

Le 25. Le malade étant repris d'inappétence, avec une langue
très chargée, quelques douleurs et un peu de tension à la pression
de la fosse iliaque, on applique un large vésicatoire sur la région.
On est revenu au régime diététique, et le vin de rhubarbe est
remplacé par un verre d'eau de sedlitz, administré tous les matins.
Pendant les jours suivants, l'état local s'améliore, la douleur disparaît, les selles sont bien réglées, il n'y a plus de fièvre, mais
l'état saburral de la langue et l'inappétence persistent.

Le 31. On ne sent plus trace d'empâtement et on ne provoque
plus de douleur par la pression. L'appétit renaît un peu, on revient
aux aliments solides, le malade mange un peu de viande.

Pendant les jours suivants, l'état saburral diminue, l'alimentation est progressivement accrue. On continue l'eau de sedlitz tous
les matins, et, de crainte de rechute, par suite de fatigue, ou d'un
écart de régime, le malade est retenu à l'hôpital jusqu'au 15 février.
Il sort alors en parfait état de santé.

M. Gallard fait suivre l'observation des réflexions suivantes :

La seule particularité que je veuille faire remarquer,
à propos de ce fait, — intéressant à plus d'un titre, —
c'est l'intensité des accidents qui se sont produits d'une
façon pour ainsi dire insidieuse, chez un individu excep-
tionnellement fort et vigoureux, que rien ne semblait y
prédisposer, si ce n'est une première atteinte, remontant
à 26 ans, d'une maladie toute semblable à celle que nous
avons vu évoluer sous nos yeux. Cette première manifestation de la même maladie a été rapidement guérie par
un traitement semblable à celui que nous avons employé.

L'efficacité de ce traitement énergique ne saurait être
contestée. Deux purgatifs avaient été administrés sans
résultats, lorsque nous nous décidâmes à faire une application de vingt sangsues, qui, tout en procurant un peu
de soulagement, fut insuffisante, et il nous fallut en faire
une nouvelle au bout de quarante-huit heures. C'est alors
seulement, après ces quarante sangsues et avec l'aide
des purgatifs, que nous avons pu nous considérer maî-
tres du mal et compter sur la guérison. Mais avant d'ar-
river à ce résultat, aujourd'hui parfaitement acquis, il
nous a fallu lutter encore pendant plusieurs semaines,
donner de nombreux purgatifs, faire même une application de vésicatoire, et, par-dessus tout, surveiller le régime dont le moindre écart pouvait déterminer des accidents funestes.

Notre malade n'a pris pendant longtemps que des aliments liquides ou demi-liquides, composés de légumes
verts, réduits en pulpe, plutôt que de viande, et c'est à
cette sévérité de régime, au moins autant qu'à l'emploi
prolongé des laxatifs, que je crois devoir attribuer la con-
solidation de cette guérison, difficile à obtenir et qui a

été un instant troublée (du 23 au 26 janvier), probablement par une négligence ou une infraction dont on n'a pas voulu me faire l'aveu.

OBSERVATION XXXII.

(Ménière, Arch. méd., 1828, t. XVII). — Pérityphlite (récidives).

M..., étudiant en médecine, âgée de 25 ans, assez robuste et d'une bonne santé, éprouva tout à coup, en sortant de table, en août 1824, une vive douleur, occupant la région du côlon transverse; elle était accompagnée de contraction spasmodique des muscles abdominaux. Tout mouvement du tronc l'augmentait, ce que ne faisait pas la pression. Deux heures après, vomissements de matières alimentaires, puis de bile. Nuit agitée. Le lendemain, à quatre heures du matin, bain chaud de deux heures. Soulagement très prompt. La douleur change de place et va se concentrer dans la fosse iliaque droite. Bientôt une tumeur s'y développe ; elle est dure, mal circonscrite et oblongue de bas en haut. Elle est le siège d'élancements douloureux, qui sont suivis de l'expulsion de gaz par l'anus. Fièvre, anorexie, bouche amère, visqueuse; constipation, soif assez vive. Le troisième jour, amélioration, plus de fièvre ni de vomissements. La tumeur s'étend jusque vers le côlon ascendant; la constipation persiste. Deux saignées de bras; plusieurs applications de sangsues sur la région du cœcum ; cataplasmes et lavements émollients ; bains très prolongés et répétés deux fois par jour; diète absolue, boissons gommées; tels furent le moyens mis en usage. La tumeur n'a complètement disparu que vers le quinzième jour, époque à laquelle la constipation cessa également, sans être suivie de diarrhée.

Au commencement et à la fin de l'année suivante, à huit mois d'intervalle, M... a éprouvé deux rechutes de cette maladie. On n'a observé que de légères différences dans la durée et dans l'intensité des symptômes. On a employé la même méthode curative et toujours avec un égal succès.

OBSERVATION XXXIII.

Pérityphlite (récidives).

B... (Gustave), âgé de 26 ans, courtier de commerce, entre le

19 avril 1879, salle Saint-Philippe, n° 22, à l'hôpital Cochin, dans le service de M. Bucquoy.

Bonne santé habituelle avant le mois de novembre dernier. Habitudes alcooliques.

Au mois de novembre dernier, sans cause connue, sans qu'aucun corps étranger dur eût été ingéré, B... a éprouvé des coliques occupant la totalité du ventre. Deux ou trois jours après la douleur s'est localisée à droite dans la fosse iliaque. Fièvre. Constipation opiniâtre ; rétention d'urine ; perte d'appétit ; vomissements bilieux abondants. Après avoir pris plusieurs purgatifs, de la diarrhée s'est produite. Traitement : vésicatoire, glace, sangsues au niveau du cœcum. B... est sorti de l'hôpital au bout de vingt jours et a été envoyé à Vincennes à peu près guéri.

Deux jours après son arrivée à Vincennes il a été repris de coliques violentes, d'abord généralisées puis localisées dans la fosse iliaque droite. Diarrhée. Traitement : Collodion sur tout le ventre.

Il est sorti guéri au bout de deux mois ; il allait régulièrement à la garde-robe.

Le 15 mars de cette année, mêmes symptômes.

On a constaté la présence d'une tumeur allongée de haut en bas, de la grosseur d'un œuf. Constipation pendant trois jours, puis débâcle à la suite de laquelle un soulagement très marqué s'est produit. Traitement : sangsues, cataplasmes, opium. Guérison au bout de dix-sept jours.

Début de la maladie actuelle. Lundi soir, 7 avril, B... a mangé un peu plus que d'ordinaire. Il a mangé du poisson, mais ne pense pas avoir avalé d'arêtes. Une heure après le repas, douleur violente au creux épigastrique. Les coliques se sont ensuite propagées à la fosse iliaque droite, puis à tout le ventre. Pas de vomissements. Constipation très forte, ballonnement du ventre.

Fièvre intense. Perte de l'appétit. Urines peu abondantes, rougeâtres. Pas de céphalalgie, pas de délire. Traitement : Cataplasmes, chloral.

État actuel. 9 avril, soir. 38,4. Douleurs très vives, revenant par accès, au niveau de la fosse iliaque droite et de l'hypochondre du même côté. Douleurs spontanées et provoquées par la moindre pression, par le poids seul de la couverture. La douleur est si vive qu'il est impossible d'explorer la région pour rechercher s'il existe une tumeur. Le ventre a son volume normal.

La constipation persiste. Il n'y a eu qu'une selle depuis lundi. Pas de nausées. Pas d'albumine dans les urines. Les inspirations fortes, la toux, l'éternument provoquent des douleurs très fortes.

10 avril. Température, 37,8. Pouls 100. Respiration 28.

Traitement. Douze sangsues. Groseille. Lait.

Le 11. Pouls 92. Température 37,2. Douleurs toujours très vives dans la fosse iliaque droite, empâtement plus étendu en hauteur qu'en largeur et mesurant environ vingt centimètres dans le sens vertical. Les tissus sus-jacents glissent difficilement sur la tuméfaction. Huile de ricin, 20 grammes. Cataplasmes laudanisés.

Le 12. Pouls 112. Le malade a été deux fois à la selle cette nuit et a rendu des matières abondantes et demi-liquides. Peau moite. Sueurs abondantes. Les coliques sont très atténuées, elles sont maintenant localisées à la fosse iliaque droite. La tumeur est moins sensible à la pression et semble s'élever moins haut. Cette nuit, les douleurs s'irradiaient jusque dans le testicule droit.

Traitement : Julep avec extrait d'opium, 0,05 centigrammes. Dépôt très abondant de sels et d'acide rosacique dans les urines. Par l'acide azotique on obtient un dégagement considérable d'acide carbonique. Pas d'albumine.

Le 13. État général meilleur. Moins de transpiration. Temp. 37°. Pouls, 68. L'appétit revient ; la langue est humide, un peu blanche. Le malade a dormi toute la nuit. Plus de coliques. Moins de douleur à la pression. La tumeur est moins dure, moins empâtée. Depuis hier trois selles jaunes, liquides, non douloureuses. Sensation de brûlure dans l'urèthre au moment de la miction. Les sels ont disparu de l'urine.

Le 14. L'appétit est énorme. La tumeur est un peu moins diffuse, on la limite plus facilement, elle est située obliquement dans la fosse iliaque droite, parallèlement au pli de l'aine. Elle est dure et bien moins douloureuse à la pression. Elle est le siège de quelques douleurs lancinantes et d'une sensation de brûlure. Lavement purgatif.

Le 15. Hier B... est allé une fois à la selle et a rendu des matières abondantes et dures. Il y a toujours une transpiration assez marquée. Le sommeil est complétement revenu ainsi que l'appétit. Plus de douleur au niveau de la tumeur. Plus de sensation de brûlure pendant la miction. Pas d'albumine dans l'urine.

Le 16. L'amélioration continue. Julep avec extrait thébaïque 0,05 centigrammes.

Le 19. La tumeur a diminué des deux tiers. Les selles sont régulières; une à deux selles chaque jour. Pas de diarrhée.

Le 21. La tumeur est beaucoup plus indépendante par rapport aux tissus superficiels.

Le 23. Il ne reste plus qu'un peu d'induration péri-cœcale.

Le 18 mai. Sortie. Il n'y a plus d'induration.

OBSERVATION XXXIV (personnelle).

Pérityphlite (récidive).

G... âgée de 34 ans, domestique, entre le 19 mars 1883, salle Saint-Jean, n° 8, à l'hôpital Cochin, dans le service de M. Bucquoy.

D'une constitution moyenne, cette femme est maigre, nerveuse. Très irrégulièrement menstruée depuis l'âge de 20 ans; leucorrhée abondante habituelle. Elle a quitté son pays pour venir à Paris, il y a deux ans. Elle n'aurait jamais été malade autrefois sauf une fois où elle a été atteinte d'une dysenterie, qui aurait duré un mois et pendant laquelle plusieurs personnes auraient succombé.

Constipation habituelle. Selle tous les deux ou trois jours.

Domestique dans une maison où il y avait des enfants, elle se serait beaucoup fatiguée à porter un enfant de douze à treize mois, très lourd. Il y a six mois, étant dans cette maison, elle fut prise tout à coup, au milieu de la nuit, d'une douleur extrêmement vive dans la fosse iliaque droite, avec irradiation dans la partie supérieure de la cuisse. En même temps, elle eut des vomissements qui se sont renouvelés pendant deux jours.

Repos au lit, purgatifs répétés, cataplasmes; la malade est restée huit jours au lit, et pendant huit jours elle s'est reposée, puis a repris son travail sans paraître souffrir du côté droit. Cette crise ne paraît reconnaître de cause spéciale immédiate; peut-être faut-il incriminer la fatigue de porter cet enfant très lourd, fatigue d'autant plus grande, que cette femme n'y était pas habituée. Elle n'a pas reçu de coup; elle ne s'est pas refroidie; elle n'a pas eu de constipation prolongée.

Huit jours avant son entrée à l'hôpital, le 12 mars, vers le soir, toujours sans cause appréciable, elle éprouve la même douleur, très vive, avec vomissements bilieux répétés. La douleur était si violente, qu'elle arrachait des cris à la malade. Pendant les huit jours qui séparent le début de l'affection de l'entrée à l'hôpital, un médecin ordonna des purgatifs, des cataplasmes et de la teinture d'iode.

Le 20. État actuel. Ventre ballonné, souple partout, excepté au niveau de la région iliaque droite où l'on sent une masse volumineuse, s'étendant, en dedans, presque jusqu'à la ligne blanche et empiétant en haut sur la région du flanc. Masse rénitente, non bosselée, douloureuse à la pression en quelques points, principalement en dehors au niveau de l'épine iliaque antéro-supérieure et dans l'aine ; lorsque la malade est au repos, elle souffre peu, excepté au niveau de l'aine et de la partie supérieure de la cuisse droite. Les mouvements du membre sont pénibles mais possibles. Nulle part, on ne sent de fluctuation. A la percussion, on observe de la submatité.

En comprimant la tumeur, on détermine du gargouillement.

Pas de diarrhée. Langue humide, recouverte d'un léger enduit blanchâtre, la bouche est amère. La peau ne présente aucune particularité ; elle est douce au toucher, légèrement moite. Pas de frissons au début. La température qui était à 39° le soir de l'entrée est ce matin à 37,6. Pouls lent, régulier. Prescription : Huile de ricin, 20 grammes. Cataplasmes.

Le 21. La malade a vomi une fois cette nuit.

Le purgatif a amené trois selles. La région iliaque est moins douloureuse à la pression ; la rénitence paraît moins grande.

2 avril. Amélioration. On sent encore dans la fosse iliaque une tuméfaction profonde, résistante. Toujours un peu de constipation combattue par de l'eau de Sedlitz (un verre tous les deux jours).

L'appétit revient, les digestions se font mieux, les selles se régularisent. La douleur spontanée a disparu, elle se fait sentir quand la malade fait un effort pour s'asseoir par exemple, ou lorsqu'on comprime la fosse iliaque.

Le 14. La malade part pour le Vésinet, en conservant dans sa fosse iliaque droite une légère induration, encore appréciable.

CONCLUSIONS.

1° La pérityphlite, c'est-à-dire l'inflammation du tissu cellulaire péri-cœcal, existe primitivement, spontanément, sans lésion préexistante du tube digestif.

2° Elle succède au refroidissement, aux efforts et reconnaît à peu près les mêmes causes que le phlegmon périnéphrétique ou périnéphrite idiopathique.

3° Elle atteint de préférence les jeunes gens et les sujets non prédisposés à la constipation et aux troubles intestinaux.

4° Elle débute habituellement d'une façon brusque.

5° Elle se termine le plus ordinairement par la résolution complète ou incomplète qui prédispose par là même aux récidives.

6° Les récidives surviennent parfois très longtemps après la première atteinte et alors même que la tumeur avait complètement disparu.

7° Elle doit être traitée vigoureusement, surtout par les saignées locales, et les purgatifs qui ont la plus heureuse influence sur la marche de l'affection et amendent rapidement la douleur et les phénomènes généraux.

Paris.— Typ. A. Parent, A. Davy succr, imprimeur de la Faculté de médecine
52, rue Madame et rue Monsieur-le-Prince, 14